炎症性肠病
临床医生指南

Inflammatory Bowel Diseases
A Clinician's Guide

原　著　［美］阿什温·N·阿南塔克里希南（Ashwin N. Ananthakrishnan）

　　　　［美］瑞米尼克·J·泽维尔（Ramnik J. Xavier）

　　　　［美］丹尼尔·K·波多尔斯基（Daniel K. Podolsky）

主　译：李景南

副主译：杨　红

译　者：柏小寅（北京协和医院消化内科）

　　　　阮戈冲（北京协和医院消化内科）

　　　　施　文（北京协和医院消化内科）

　　　　孙颖昊（北京协和医院消化内科）

　　　　孙曦羽（北京协和医院基本外科）

　　　　徐天铭（北京协和医院消化内科）

　　　　杨莹韵（北京协和医院消化内科）

中国协和医科大学出版社

图书在版编目（CIP）数据

炎症性肠病：临床医生指南 /（美）阿什温·N·阿南塔克里希南，（美）瑞米尼克·J·泽维尔，（美）丹尼尔·K·波多尔斯基著；李景南主译. —北京：中国协和医科大学出版社，2020.11

ISBN 978-7-5679-1551-0

Ⅰ.① 炎…　Ⅱ.① 阿…② 瑞…③ 丹…④ 李…　Ⅲ.① 肠炎-诊疗-指南　Ⅳ.① R516.1-62

中国版本图书馆CIP数据核字（2020）第119545号

著作权合同登记号图字01-2019-7477

All Rights Reserved. Authorised translation from the English language edition published by John Wiley & Sons Limited. Responsibility for the accuracy of the translation rests solely with Peking Union Medical College Press and is not the responsibility of John Wiley & Sons Limited. No part of this book may be reproduced in any form without the written permission of the original copyright holder，John Wiley & Sons Limited.

本书根据中国协和医科大学出版社与约翰·威利父子出版公司（John Wiley & Sons，Inc.）达成的协议出版。

炎症性肠病：临床医生指南

原　　著：[美] 阿什温·N·阿南塔克里希南（Ashwin N. Ananthakrishnan）等
主　　译：李景南
责任编辑：顾良军

出版发行：**中国协和医科大学出版社**
　　　　　（北京市东城区东单三条9号　邮编100730　电话010-65260431）
网　　址：www.pumcp.com
经　　销：新华书店总店北京发行所
印　　刷：北京玺诚印务有限公司

开　　本：710×1000　　1/16
印　　张：13.25
字　　数：220千字
版　　次：2020年11月第1版
印　　次：2021年2月第2次印刷
定　　价：86.00元

ISBN 978-7-5679-1551-0

（凡购本书，如有缺页、倒页、脱页及其他质量问题，由本社发行部调换）

序　一

　　1956年《中华内科杂志》上发表了我国第一篇溃疡性结肠炎（ulcerative colitis，UC）的文章和第一篇克罗恩病（Crohn's disease，CD）的病例报告，这意味着我国开始认识炎症性肠病（inflammatory bowel disease，IBD）这类疾病。历经50余年后，我国IBD的发病率呈现逐渐增长势态，由"少见病"变成了"较为常见"疾病，这就需要我国的消化内科医生、专科护士高度关注这种疾病，积极应对其疾病负担。由于IBD诊断困难、治疗困难，需要多学科的支持和协作，因此也需要其他相关科室的医生共同认识和了解它。对IBD感兴趣的医生和学生们非常期望有一本有内涵且概念清晰的书籍可以阅读、学习。

　　阿什温·N·阿南塔克里希南（Ashwin N. Ananthakrishnan）教授编写的这本书内容全面、翔实，介绍了IBD流行病学、发病机制、治疗药物、治疗流程、疾病管理等几个方面。在书籍每一部分中，引用了大量的高质量证据的文献阐述并回答了临床关心的问题，并且在文后列出思考题来帮助读者理解本章节的内容。

　　我们以往把IBD称为"西方病"，是因为该疾病在西方国家的发病率、患病率高，因此他们的IBD诊治经验也很多，有非常多的知识值得我们学习和借鉴。通读阿南塔克里什南教授编写的这本书可以领会到作者带领大家学习IBD的用心良苦。另外也很感谢李景南教授带领协和医院的年轻医生将这本书翻译成中文，让国内的IBD相关科室临床医生、护士、学生能够更好地学习IBD的诊疗知识，也期望他们能更好地为我国的患者服务。

北京协和医院消化内科
2020年8月

序　二

　　近二十年来我国炎症性肠病（inflammatory bowel disease，IBD）发病率增长较快。由于该病呈慢性病程、迁延不愈，并发症及致残率高，严重影响患者的生命质量。临床医生只有很好地理解IBD的发病机制，掌握正确诊断和治疗方法，才能更好地为患者服务，提高治疗效果。

　　较好的应对策略首先需要认真研究我国IBD患病人群的临床流行病学特点、临床表型及发展规律，结合我国实际情况制定符合我国临床实践的共识意见或指南，指导我国的临床实践；其次可以借鉴国外证据级别较高的研究结果或高质量的诊治指南，在国内临床实践中加以借鉴或验证；最后可以引进高质量的国外参考书，让国内的医护工作者可以较为全面地了解国际IBD诊疗的先进理念、管理经验与流程。

　　阿什温·N·阿南塔克里希南（Ashwin N. Ananthakrishnan）教授撰写的这本《炎症性肠病：临床医生指南》，为我国临床医生、护士和学生提供了IBD诊治及管理方面的指导。难能可贵的是，该书还关注了特殊人群的诊治策略。该书的特点是内容翔实、条理清晰，而且将具体临床实践问题通过问答题的方式，让读者更好地理解相关章节的内容。这是一本非常实用的IBD方面的临床参考书。

　　北京协和医院消化科李景南教授带领协和医院青年医生团队翻译了这本书。翻译语言准确流畅，反映了翻译团队深厚的理论基础及丰富的临床经验。本译本为广大临床医生提供了一本难得的中文版参考书。希望大家通过阅读本书，能借助国外在IBD诊疗方面的先进理念与经验，结合自己的临床经验，更好地服务患者。

陈旻湖

中山大学附属第一医院消化内科

2020年8月

中 文 版 序

　　炎症性肠病（inflammatory bowel diseases，IBD）包括克罗恩病（Crohn's disease，CD）和溃疡性结肠炎（ulcerative colitis，UC），已成为一类全球性疾病。虽然传统观念认为IBD主要影响欧洲后裔，但目前亚洲已成为IBD发病率增长最快的地区之一。中国的CD和UC发病率迅速增长，从患病人数看，中国是世界上IBD疾病负担最重的国家之一。而IBD的管理也变得日趋复杂。遗传学、免疫学和微生物组学领域的进展极大地加深了我们对这类疾病的生物学的深入理解。此外，现有的多种治疗药物通过不同的作用机制，既提高了疾病缓解率，又有助于减少疾病相关的住院率、手术率和发病率。与此同时，IBD的治疗目标也从单纯缓解症状不断演化为强调监测客观炎症并治疗，最终实现炎症消退。

　　本书的主要受众是执业临床医生，旨在为其提供最前沿的IBD相关生物学进展，并阐述现有药物治疗（包括其作用机制、疗效及安全性）的临床经验（包括其作用机制、疗效及安全性）以及手术和营养治疗在IBD管理中的作用。我们试图在综合、全面、详尽的IBD教科书以及简短的综述文章之间搭建桥梁，使本书各个主题既具有足够的深度，又具有广泛的实践性。每一个主题章节都附有一系列思考题以强调章节重点。这本书全面而简洁地总结了当前IBD的临床治疗和管理。随着中国疾病负担持续加重，内外科医生、研究人员和各种背景的卫生服务提供者对IBD管理的兴趣也不断增加，在这种背景下，本书对中国医师将大有裨益。

　　本书第一部分涉及IBD的流行病学和临床特征。第一章分别介绍了遗传背景、免疫异常、菌群失调以及外部环境因素在IBD发生中的作用。接下来的两章介绍了CD和UC的临床特点、相似点和不同点，并着重介绍这些疾病的自然病史以及各种检查在诊断和监测方面的作用。为了帮助读者了解疾病的全身表现，最后一章还讨论了IBD的各种肠外表现，这些肠外表现对疾病的诊治和管理常不易管理，而书中提出了相应的一些临床经验。

　　本书第二部分介绍了IBD的各类治疗药物，即氨基水杨酸类、皮质激素、免疫调节抑制剂、生物制剂和抗生素。各章依次阐述药物在UC和CD中的疗效，然后讨论每种疗法药物的安全性。病例研究部分则强调了这些药物的实用性。

　　本书第三部分在前两部分的基础上，根据疾病严重程度分层，总结了CD和UC的治疗管理流程。简明的流程图使临床治疗决策点列出了更易于理解的临床治疗决策点。后续章节则总结了手术在CD和UC治疗中的作用，本节末尾对一些并发症（尤其是医源性并发症，包括艰难梭菌感染和结直肠肿瘤等）进行了介绍。

　　本书最后一部分涉及一些特殊的临床问题，包括营养缺乏和饮食治疗在IBD中的作用以及妊娠期、儿童和青少年期IBD的管理问题。

　　总体而言，随着IBD的全球化，我们希望这本书能为各类IBD人群的诊治、最佳管理提供实用性帮助，为其护理提供指导，以实现IBD患者的最佳疗效。

阿什温・N・阿南塔克里希南（Ashwin N. Ananthakrishnan）

2020年5月

前　言

　　炎症性肠病（inflammatory bowel diseases，IBD）是一种包括克罗恩病（Crohn disease，CD）和溃疡性结肠炎（ulcerative colitis，UC）在内的复杂性疾病。IBD 常起病于青年期，病程绵延，持续终生，以缓解和复发交替为特征，常需住院或手术治疗。此外，IBD 还严重影响个体的生活质量和工作效率。临床医生在诊治 IBD 患者的过程中可能遇到各种各样复杂的挑战，而毋庸置疑，临床最佳决策对保障患者福祉具有重要意义。

　　本书旨在为临床执业医师、专注本病的医疗保健者和护理人员提供 CD 和 UC 患者诊治管理方面的参考。虽然相关领域已有详尽的教科书，但本书简明阐述了对 IBD 的理解，可为其诊断和治疗提供实用的指导。IBD 患者的管理是胃肠相关科室临床实践的组成部分之一，本书不仅对内外科医生、儿科医生和其他医生具有重要意义，对护士和其他护理人员也有应用价值。

　　过去的 20 年来，对 IBD 这类复杂性疾病发病机制的理解和治疗方案的选择都发生了重大的变革，而后者提高了 IBD 临床和内镜下缓解率。在基因测序和信息分析的推动下，相关研究已揭示了这些疾病是由于基因易感个体对肠道菌群的免疫反应失调引起的。迄今发现 150 余种基因可通过影响先天性和适应性免疫反应以及肠道屏障完整性，参与 IBD 发病机制。患者存在肠道菌群失调，有害菌群增多，菌群多样性降低，且促炎和抗炎菌群丰度失衡。目前认为，IBD 的早期有效治疗具有重要作用，而联合治疗可降低免疫原性并促进对治疗的持续反应，随着这些观念的进展，IBD 的治疗模式已逐渐演变。最初 IBD 的治疗局限于广泛的非选择性免疫抑制疗法，但新兴的治疗方法针对特定的炎症途径，如肿瘤坏死因子 α、黏附分子和 IL-23 途径等进行干预。因此，这场基础和治疗的革命使 IBD 这类疾病的诊治管理较前更为复杂。

　　本书第一部分介绍了 IBD 的流行病学和发病机制，后者包括遗传、环境和肠道微生物的作用，还讨论了 CD 和 UC 的临床特征和诊断流程。此外，还讨论了肠外 IBD 的各种表现，这些是相当一部分患者发病的原因。文中也对这类疾病的复杂的演变过程及其危险因素进行了探讨。

第二部分讨论了IBD治疗的各类药物，并系统地阐述了每一类药物在CD或UC患者中的疗效。此部分还讨论了各类药物的安全性，并介绍了新的治疗方法，如针对肠道微生物的治疗方法。

第三部分按疾病严重程度和受累范围分别阐述了CD和UC内外科治疗的实践流程。此部分还介绍了各类IBD亚型特异的并发症以及对这些并发症的处理。

第四部分介绍了IBD患者管理过程中的一些特殊临床问题，包括营养和饮食疗法的作用，以及两种常见的临床情况——妊娠期和儿童IBDs的治疗，最后讨论了护理相关知识。

本书每一章中的临床要点和以病例为中心的思考题都有助于掌握相关知识。总之，希望本书能帮助临床医生解决临床实践中可能面临的多种挑战，从而为IBDs患者提供最好的帮助。

目　　录

第一部分　发病机制与临床表现

1　流行病学和发病机制　*3*

临床要点　*3*

流行病学　*3*

发病机制　*4*

　遗传　*5*

　微生物　*7*

　环境因素　*8*

病例思考题　*10*

参考文献　*10*

思考题解析　*12*

2　克罗恩病的临床表现和诊断　*14*

临床要点　*14*

临床表现　*16*

自然病程　*17*

诊断　*18*

　病史和体格检查　*18*

　实验室检查　*19*

　血清学标志物　*20*

　内镜检查　*20*

　组织学　*22*

　影像学　*23*

病例思考题　*24*

参考文献　*24*

思考题解析　*28*

3　溃疡性结肠炎的临床表现和诊断　*29*

临床要点　*29*

临床表现　30

自然病程　31

诊断　31

　　病史和体格检查　31

　　实验室检查　32

　　血清学标志物　33

　　内镜检查　33

　　组织学　35

　　影像学　36

鉴别诊断（溃疡性结肠炎和克罗恩病）　37

病例思考题　39

参考文献　40

思考题解析　42

4　炎症性肠病的肠外表现　44

临床要点　44

关节炎与关节病　45

代谢性骨病　46

皮肤表现　48

肝胆系统表现　49

眼部表现　50

肾脏并发症　51

血栓栓塞与心血管并发症　52

病例思考题　52

参考文献　53

思考题解析　56

第二部分　治疗药物

5　5-氨基水杨酸　61

临床要点　61

在溃疡性结肠炎中的疗效　63

在克罗恩病中的疗效　64

安全性　65

病例思考题　65

参考文献　　66

思考题解析　　67

6 糖皮质激素　　69

临床要点　　69

在溃疡性结肠炎中的疗效　　70

在克罗恩病中的疗效　　72

安全性　　72

病例思考题　　73

参考文献　　74

思考题解析　　75

7 免疫调节剂　　77

临床要点　　77

硫基嘌呤类药物　　77

在溃疡性结肠炎中的疗效　　80

在克罗恩病中的疗效　　81

安全性　　82

甲氨蝶呤　　83

在溃疡性结肠炎中的疗效　　83

在克罗恩病中的疗效　　84

安全性　　84

钙调磷酸酶抑制剂　　84

在溃疡性结肠炎中的疗效　　85

在克罗恩病中的疗效　　86

病例思考题　　87

参考文献　　87

思考题解析　　92

8 生物制剂　　94

临床要点　　94

英夫利昔单抗　　95

在溃疡性结肠炎中的疗效　　96

在克罗恩病中的疗效　　97

安全性　　101

阿达木单抗　　103

在溃疡性结肠炎中的疗效　103

在克罗恩病中的疗效　104

赛妥珠单抗Pegol　106

在克罗恩病中的疗效　106

戈利木单抗　106

那他珠单抗　107

维多珠单抗　108

新的制剂　109

病例思考题　109

参考文献　110

思考题解析　115

9　抗生素　117

临床要点　117

抗生素在溃疡性结肠炎中的疗效　117

抗生素在克罗恩病中的疗效　118

其他微生物调节方式：益生菌及粪菌移植　119

病例思考题　120

参考文献　120

思考题解析　122

第三部分　治疗方法

10　溃疡性结肠炎药物治疗　125

临床要点　125

评估疾病范围、活动度及严重程度　125

局限性肠炎——直肠炎、直肠乙状结肠炎、左半结肠炎　127

全结肠型溃疡性结肠炎　129

轻中度溃疡性结肠炎　129

中重度溃疡性结肠炎　131

重度溃疡性结肠炎　133

病例思考题　134

参考文献　136

思考题解析　137

11 克罗恩病药物治疗 139

临床要点 139

轻中度克罗恩病 140

中重度克罗恩病 141

病例思考题 143

参考文献 144

思考题解析 145

12 炎症性肠病的外科治疗 147

临床要点 147

溃疡性结肠炎的手术治疗 147

溃疡性结肠炎中储袋相关并发症 149

克罗恩病的手术治疗 151

克罗恩病术后复发的预防 153

病例思考题 154

参考文献 155

思考题解析 156

13 炎症性肠病的并发症 157

临床要点 157

溃疡性结肠炎的并发症 158

中毒性巨结肠和穿孔 158

结肠狭窄 159

难辨梭杆菌和巨细胞病毒结肠炎 159

结直肠不典型增生和肿瘤 160

克罗恩病的并发症 162

纤维狭窄和狭窄 162

脓肿 163

瘘管型克罗恩病 165

小肠癌 168

病例思考题 168

参考文献 169

思考题解析 172

第四部分　其他特殊问题

14　炎症性肠病营养问题　177

临床要点　177

营养不良和微量元素缺乏　177

炎症性肠病的饮食治疗　178

病例思考题　179

参考文献　180

思考题解析　181

15　妊娠、受孕和分娩　183

临床要点　183

生育力　183

妊娠对于疾病的影响　184

疾病对于妊娠的影响　184

妊娠期产妇用药　185

男方的用药　187

遗传　187

病例思考题　188

参考文献　188

思考题解析　190

16　儿童和青少年的炎症性肠病　192

临床要点　192

流行病学和临床特征　192

儿童炎症性肠病的治疗　193

极早发炎症性肠病　194

儿童克罗恩病的诊疗过渡　194

病例思考题　195

参考文献　196

思考题解析　197

第一部分
发病机制与临床表现

1

流行病学和发病机制

> **临床要点**
>
> - 炎症性肠病（inflammatory bowel disease，IBD）的发病高峰年龄为 20 ~ 40 岁，但可在任何年龄起病。
> - 多数研究认为不同性别人群发病率并无差异，但不同种族则差异较大，例如德系犹太人有较高的发病率。
>
> - 家族史是 IBD 最重要的危险因素。至少有 163 个基因多态性被证实与克罗恩病（Crohn's disease，CD）或溃疡性结肠炎（ulcerative colitis，UC）相关，但仅能解释不到四分之一的患病人群。

流行病学

克罗恩病（CD）和溃疡性结肠炎（UC）是慢性免疫相关性疾病，可在任何年龄发病，但更好发于青年人群。临床上常呈现出反复缓解和加重的病程特点。据估计，欧美各有 220 万和 150 万人患有此病。近些年来，一些发病率和患病率极低的地区也逐渐呈增加趋势，亚洲就是其中之一。CD 发病高峰年龄是 20 ~ 30 岁，而 UC 则为 30 ~ 40 岁。当然，至少还有 15% 患者在大于 65 岁后才会出现 IBD 相关症状，因此也有研究发现 UC 第二发病高峰年龄为 60 ~ 70 岁。另外，有一组患者可在小于 2 岁时即可出现临床表现，被称为极早发型 IBD（VEOIBD），这类患者可携带易感基因，临床上治疗效果差，合并严重肛周病变，对骨髓移植治疗效果良好。

西方多个国家均有长期大规模人群的 UC 发病率数据，而全球其他国家则缺乏相关数据。在北美，UC 发病率为 0 ~ 19.2/10 万，欧洲也是类似的情况。而欧洲 CD 发病率为 0.3 ~ 12.7/10 万，北美为 0 ~ 20.2/10 万。长期连续性人群队列研究可发现有趣的趋势变化。在明尼苏达 Olmsted 的研究发现，UC 发病率从 1940 ~ 1943 年的 0.6/10 万升高至 1990 ~ 1993 年的 8.3/10 万，在 1970 年代上升最为明显。CD也从1940～1943年的1.0/10万人年升高至1984～1993年的6.9/10万人年。系统性综述发现75% CD和60% UC的发病率均呈逐渐上升趋势，几乎没有任何一个人群的研究出现一致的下降趋势。与西方人群相比，亚洲CD（0～5.0/10万）和UC（0.1～6.3/10万）发病率均处于低值。然而，由于生活方式逐渐西方化，部分亚洲国家或地区发病率逐渐上升，其中包括日本、中国大陆、中国台湾和韩国等。有趣的是，UC发病率首先升高，10年后CD发病率才出现升高。

不同种族之间的发病风险也不相同，性别的差异尚不一致。大多数研究中，CD和UC发病无性别差异，也有部分研究认为男性UC患者稍多，约占60%，女性CD患者比例更高。这两种疾病在犹太人中高发，犹太人CD发病风险是非犹太人的3～8倍，UC风险也有相对升高[1]。西班牙裔犹太人发病率低于德系犹太人，以色列的也低于欧美的。亚太地区八个国家和地区的队列研究发现澳洲发病率高于亚洲，而且亚洲各地区各种族间发病率也不相同[2]。在IBD高发国家，也有部分人群并不常见该类疾病，例如加拿大的第一民族（原住民的一个民族）和澳大利亚的原住民。在北美，非裔和西班牙裔美国人的发病率均较低，不过近年来数据显示其开始逐渐上升，与高加索人的最低值相持平[3]。从低发区移民至高发区人群的IBD风险差异较大，英联邦和瑞典研究发现，此类人群发病率快速（一两代内）接近于当地居民，这一现象在UC中更为突出。然而，这一结论与移民来源的国家相关。南亚和西亚相比东亚低发区而言，发病风险更高[4]。

发病机制

IBD核心发病机制是遗传易感个体对共生菌反应引起的免疫调节异常（图1.1）。家族史是IBD最强的危险因素。只有10%～20%患者的一级亲属患病。然而，如果父母一人患病，其后代患病风险增加2～13倍。如果双亲患病，则绝对风险高达36%。同卵双胞胎较异卵双胞胎也有更高的一致性（30%～35%），高度佐证遗传在该疾病的作用。然而，除了白介素（IL）-10受体突变所致VEOIBD外，仅有基因突变并不足以致病。

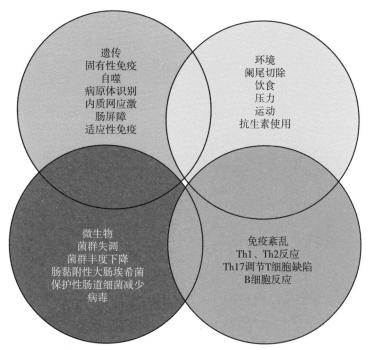

图1.1　IBD是由遗传、微生物、免疫调节异常和外界因素相互作用形成

遗传

一项全球性研究确认163个常见IBD基因，大多数基因多态位点都可见于两个疾病，有30个位点仅见于CD，23个位点仅与UC相关。这些位点仅能解释13.6% CD和7.5% UC的风险。虽然绝大多数常见位点表现出相同的效应，但有两个位点却有相反的结果。*NOD2*和*PTPN22*多态性可增加CD风险，但却能减少UC。一些位点也见于其他自身免疫性疾病，其中包括银屑病和乳糜泻，提示不同自身免疫性或炎症性疾病具有共同的致病通路。虽然基因多态性导致免疫损伤表现在多种方面，但其中有几个通路在IBD发病中尤为重要，包括固有性免疫、自噬、获得性免疫、病原体识别、黏液层和上皮维持肠屏障，以及氧化应激反应等。一些基因可能影响相同的通路。例如，*HNF4A*、*MUC19*、*CDH1*和*GNA12*都可影响肠道屏障完整性，而*NOD2*、*ATG16L1*、*IRGM*和*LRRK2*影响自噬。这些通路可单独起作用，亦可协同作用，还可与环境相互作用。例如，帕内特细胞功能的自噬缺陷可由诸如病毒感染触发。已验证的基因多态性也强调了自身免疫性疾病发病的通路间具有根本的进化保守性，同时还在介导感染反应中有着重

要作用。例如，维生素D受体（*VDR*）或*SLC11A1*均与IBD相关，同时也是结核分枝杆菌感染的高危因素，*NOD2*和*LRRK2*则与麻风病相关。一些IBD危险位点（*STAT3*，*CARD9*）还与原发性免疫缺陷状态相关，也有可能增加细菌或真菌反复感染。

*NOD2*是首个被证实与CD相关的基因[5, 6]。它是肽聚糖胞壁二肽（MDP）的胞内感受器，后者是细菌细胞壁的组成部分。MDP激活*NOD2*后可引起核因子-κB（NK-κB）和丝裂原活化蛋白（MAP）激酶等炎症通路瀑布式释放炎症因子［抗肿瘤坏死因子-α（TNF-α单抗）和IL-1β］。*NOD2*的三个常见（Arg702Trp、Gly908Arg和Leu1007fsX1008）和五个罕见多态性已通过深度测序后确认。*NOD2*还能通过MDP依赖机制激活T细胞反应。尽管*NOD2*突变是CD发病最重要的危险因素，但是仅有突变并不足以致病，高达30%的欧洲后裔可能携带有该突变。不仅如此，非欧洲人群的CD与*NOD2*并无明确的相关性。

参与自噬（细胞清除微生物和降解细胞质的过程）的基因突变也与CD相关，主要是*ATG16L1*和*IRGM*。除了其自身效应，自噬突变还可能协同环境触发因素共同影响易患个体，并被称为"双重打击"假说。一项*ATG16L1*敲除鼠实验进行了相关分析，结果发现诸如病毒感染可加重帕内特细胞结构和功能的损害[7]。

通过T细胞和B细胞的作用，适应性免疫反应在IBD发病中扮演重要角色。在急性炎症状态下，T细胞被激活后，在不同炎症因子的影响下，向Th1、Th2或Th17细胞分化[8, 9]。Th1细胞一开始被认为是克罗恩病发病的关键所在，其可产生TNF-α单抗、干扰素γ（IFN-γ）和其他细胞因子，从而激活巨噬细胞，导致上皮细胞凋亡以及诱导间质成肌纤维细胞分化。后者是通过产生基质金属蛋白酶来降解细胞外基质。相反，Th2细胞则会产生IL-13，可以增加肠道通透性，诱导上皮凋亡[8, 9]。

最新发现的辅助T细胞亚群-Th17细胞，可产生IL-17A、IL-21和IL-22，其可通过激活NK-κB和MAPK通路协助中性粒细胞募集和炎症[8, 9]。多种其他细胞也在IBD发病中起到重要作用。固有淋巴细胞（ILC）是一种最近刚被认识的效应细胞亚群，它可生产IFN-γ（1型ILC），IL-5和IL-13（2型ILC），IL-17、IL-22和IFN-γ（3型ILC）。3型ILC通过依赖IL-23R/IL-22机制在结肠炎发病中起到重要作用。在动物模型中，*RAG*⁻小鼠只有ILC出现时，才能在注射CD40配体（CD40L）后出现结肠炎[10]。

通过趋化因子、趋化因子受体和黏附分子，淋巴细胞可转运至小肠和结肠，并最终迁移至炎症处的肠道淋巴组织[11]。例如，黏膜血管地址素细胞黏附分子1（MADCAM1）在派尔集合淋巴结的内皮静脉以及小肠和结肠静脉上表达。该分子是α内皮整合素的受体，可易化淋巴细胞向肠道炎症部位和派尔集合淋巴结的迁移[11]。

遗传和免疫病理学领域的快速进展也使治疗更具多样化，同时也推出了更新、更有效的治疗方案。后面章节将要详述的抗TNF-α单抗，就是现有CD和UC治疗最为有效的选择方案。IL-17/IL-23通路在IBD中的重要作用也促使抗IL-12/IL-23 p40亚基的新靶点单抗药物（乌司奴单抗）得到重视，其已应用于银屑病的治疗，在CD诊疗中也显示出希望。多类药物作用于淋巴细胞迁移，其中包括那他珠单抗、维多珠单抗和小分子抑制剂。目前，用以直接指导个体化诊疗的基因型尚未确立。*NOD2*突变与回肠受累和纤维狭窄型CD相关。虽然基因组套检测能够一定程度上预测治疗反应，但尚无其他基因能够很好地预测自然病程或治疗反应。

微生物

多项证据显示肠道菌群在IBD发病中具有重要作用。突变型小鼠易出现结肠炎，但是在无菌情况下就不会出现结肠炎表型（IL10^{-L1}或TCR0^{-CR}），或者炎症较轻（*SAMP1/yit*或IL2^{-L2}）。模式识别受体（例如，Toll样受体）缺陷也能减轻结肠炎。多个IBD发病相关的多态性（例如*NOD2*和*ATG16L1*）在肠内微生物抗原的模式识别和固有免疫反应中也起着非常重要的作用。这些位点多态性可导致帕内特细胞功能异常和抗微生物多肽生成减少，进一步强调了肠腔微生物抗原刺激的重要性。临床上，CD患者肠管切除术后出现复发与粪便接触有重要关系[12, 13]。

健康成人菌群包括10^{13}～10^{14}细菌细胞和至少1000中不同的细菌种类。人类肠道最主要的微生物是拟杆菌，其次是厚壁菌。其他比较少见的还包括变形菌、放线菌、梭杆菌和疣微菌。同一个体肠道菌群组成也常有波动，一般在出生2～4年后，可达到稳态。肠道菌群也受环境因素影响，主要是饮食和使用抗生素。

IBD患者有三种主要的肠道菌群模式变化。首先，IBD患者肠道菌群多样性和丰度均有下降。IBD黏膜活检显示厚壁菌和拟杆菌丰度下降，变形菌和厚壁菌丰度上升[14, 15]。其次，IBD特殊亚群患者可能会出现致病性微生物。相比UC和健康人群，CD 回肠病变患者中肠黏附性大肠埃希菌阳性比例明显提高[16]。第三，IBD 患者可能出现细菌比例下降，其在保护肠道炎症中有重要作用。例如，IBD 患者粪便中短链脂肪酸明显下降，这与疣微菌可能相关，它是丁酸产生的重要细菌。此外，IBD 患者的普拉梭菌也会出现下降，而普拉梭菌与 CD 患者肠管切除术后出现内镜复发率呈负相关。不仅如此，培养普拉梭菌的上清液可减轻动物模型的结肠炎[17, 18]。除了肠道菌群组成的变化，IBD 和健康人群在功能性通路也有差异，其中包括对氧化应激的介导反应，碳水化合物和氨基酸生物合成的减少[19]。然而，细菌并非是肠道菌群中唯一能够影响 IBD 易感性的。对于某些特定的基因多态性，病毒感染也能激活肠道炎症，破坏免疫功能[7]。IBD 中真菌多样性可能增加。

环境因素

多个环境因素可影响 IBD 患病风险和自然病程。Harries 等首先注意到 UC 患者吸烟较少[20]。多个研究发现相似的结果，而现时吸烟和既往吸烟却能增加 CD 风险。相比现时吸烟和 UC 负相关，戒烟则会导致 UC 患病风险增加两倍，这一现象在戒烟后 2 ～ 5 年内最为明显，并可持续至 20 年。被动吸烟也有类似的作用。吸烟并非在所有人群中均有一致的结果，可能与种族和性别相关。女性更易受到吸烟对于 IBD 的不良影响，而男性则更获益于吸烟对于 UC 的保护作用。除了发病率，吸烟还会影响疾病的自然病程。现时吸烟者 CD 病情更重，更需要免疫抑制治疗，同时手术率、术后复发风险均有增加。相反，在 UC 中，吸烟病情较轻，手术风险也较低。目前尚不清楚烟草中哪种物质起了作用。有关尼古丁的临床试验显示并未缓解 UC 患者的病情。另一个类似有趣的例子就是阑尾切除术。20 岁前接受阑尾切除术可降低 UC 患病风险[21]。然而，对 CD 却无类似的保护作用，甚至还可能增加风险。

考虑到菌群在发病中的核心角色，以及短期/长期饮食对于肠道菌群的影响，饮食理论上应该会影响 IBD 发病和自然病程。然而，目前还缺乏相关高质量的前瞻性研究。最为肯定的是蔬菜、水果和纤维摄入与 CD 患病风险呈负相关。多种假说机制也支持这一相关性。可溶性纤维可能通过上皮细胞阻止细菌转移，并调整肠道菌群组成。某些特别的饮食成分可作为芳烃受体的配体，从而缓解肠道炎症。食用脂肪可能会增加 UC 风险，但结论并不统一，诸多研究并未发现相关性。但是，在动物实验中，高乳脂饮食会增加肠道病原体，加重结肠炎。ω-3 多元不饱和脂肪酸（常见于鱼油）与UC风险呈负相关，但是其在CD和UC的治疗性干预措施并未获得满意的结果。研究还发现食物与症状加重之间关系存在较大异质性。在治疗方面，要素饮食可以诱导儿童CD达到缓解，但无法长时间耐受。多种排除饮食也有被应用，但尚无确切疗效。

其他与IBD相关的环境因素还包括抗生素暴露、低维生素D、睡眠、应激和抑郁、体育活动、性激素使用、非甾体类抗炎药（NSIADs）和阿司匹林、母乳喂养、环境卫生和幼时动物接触等。虽然为发病机制提供了有趣的视角，但是几乎没有干预能使患病人群获益。纠正维生素D水平可使患者减少手术风险，补充维生素D也能减少复发风险。改善应激和抑郁也许能提高患者精神生活质量，但是对于疾病实际活动度效果尚有争议。肠道感染，尤其是艰难梭菌感染，是IBD复发的促动因素，在无法解释的临床疾病活动时，应积极筛查（表1.1）。虽然某些促动因素与疾病加重相关，除了戒烟与CD相关外，其他旨在改善疾病活动度的干预措施并未被推荐，因为目前并无高质量的干预性研究。

表 1.1　CD和UC的环境危险因素作用

环境因素	克罗恩病	溃疡性结肠炎
吸烟		
现时吸烟	增加风险	降低风险
既往吸烟	增加风险	增加风险
阑尾切除术	无影响	降低风险
饮食		
纤维、水果、蔬菜	降低风险	无影响
脂肪	无影响	高ω-3多元不饱和脂肪也许能减少风险，ω-6脂肪可能增加风险 饱和脂肪饮食（尤其是乳脂）可能增加风险
蛋白	无影响	无影响，也许会增加风险
锌	降低风险	无影响
压力、抑郁	增加风险	增加风险
NSAIDs，阿司匹林	增加风险	增加风险
低维生素D水平	增加风险	无影响
抗生素使用	增加风险	增加风险
母乳喂养	降低风险	降低风险

病例思考题

1. 约翰，26岁男性，因反复腹泻和直肠出血4个月就诊消化内科。他没有肠外表现，也没有IBD家族史。结肠镜可见黏膜红斑、颗粒样改变、易脆和糜烂，考虑左半型溃疡性结肠炎。以下哪项因素会增加溃疡性结肠炎的患病风险？

   A. 增加纤维摄入

   B. 9岁时接受阑尾炎手术

   C. 每日一包烟

   D. 诊断前戒烟2年

2. 如果有一位一级亲属患有IBD，那么其患IBD比例是多少？

   A. 0～5%

   B. 10%～20%

   C. 50%～60%

   D. 80%～90%

3. 以下哪种肠道菌群改变与IBD无关？

   A. 肠道侵袭性大肠埃希菌比例增加

   B. 肠道菌群多样性减少

   C. 厚壁菌门细菌丰度减少

   D. 普拉梭菌丰度增加

4. 已知的163个单核苷酸多态性可以调整CD或UC发病风险的比例分别是多少？

   A. 8% UC和14% CD

   B. 22% UC和48% CD

   C. 60% UC和30% CD

   D. 5% UC和20% CD

参考文献

1. Fireman, Z., Grossman, A., Lilos, P., et al. (1989) Epidemiology of Crohn's disease in the Jewish population of central Israel, 1970−1980. *American Journal of Gastroenterology*, **84** (3), 255−258.

2. Ng, S. C., Tang, W., Ching, J. Y., et al. (2013) Incidence and phenotype of inflammatory bowel disease based on results from the Asia-Pacific Crohn's and Colitis Epidemiology Study. *Gastroenterology*, **145** (1), 158−165. e2.

3. Hou, J. K., El-Serag, H., and Thiru-murthi, S. (2009) Distribution and manifestations of inflammatory bowel disease in Asians, Hispanics, and African Americans: a systematic review. *American Journal of Gastroenterology*, **104** (8), 2100−2109.

4. Li, X., Sundquist, J., Hemminki, K., and Sundquist, K. (2011) Risk of inflammatory bowel disease in first-and second-generation immigrants in Sweden: a nationwide follow-up study. *Inflammatory Bowel Diseases*, **17** (8), 1784−1791.

5. Hugot, J. P., Chamaillard, M., Zouali, H., et al. (2001) Association of NOD2 leucine-rich repeat variants with susceptibility to Crohn's disease. *Nature*, **411** (6837), 599−603.

6. Ogura, Y., Bonen, D. K., Inohara, N., et al. (2001) A frameshift mutation in NOD2 associated with susceptibility to Crohn's disease. *Nature*, **411** (6837), 603−606.

7. Cadwell, K., Patel, K. K., Maloney, N. S., et al. (2010) Virus-plus-susceptibility gene interaction determines Crohn's disease gene Atg16L1 phenotypes in intestine. *Cell*, **141** (7), 1135−1145.

8. Wallace, K. L., Zheng, L. B., Kanazawa, Y., and Shih, D. Q. (2014) Immunopathology of inflammatory bowel disease. *World Journal of Gastroenterology*, **20** (1), 6−21.

9. Geremia, A., Biancheri, P., Allan, P., et al. (2014) Innate and adaptive immunity in inflammatory bowel disease. *Autoimmunity Reviews*, **13** (1), 3−10.

10. Buonocore, S., Ahern, P. P., Uhlig, H. H., et al. (2010) Innate lymphoid cells drive interleukin-23-dependent innate intestinal pathology. *Nature*, **464** (7293), 1371−1375.

11. Habtezion, A., Nguyen, L. P., Hadeiba, H., and Butcher, E. C. (2016) Leukocyte trafficking to the small intestine and colon. *Gastroenterology*, **150** (2), 340−354.

12. Rutgeerts, P., Goboes, K., Peeters, M., et al. (1991) Effect of faecal stream diversion on recurrence of Crohn's disease in the neoterminal ileum. *Lancet*, **338** (8770),

771−774.

13. D'Haens, G. R., Geboes, K., Peeters, M., et al. (1998) Early lesions of recurrent Crohn's disease caused by infusion of intestinal contents in excluded ileum. *Gastroenterology*, **114** (2), 262−267.

14. Frank, D. N., St. Amand, A. L., Feldman, R. A., et al. (2007) Molecular-phylogenetic characterization of microbial community imbalances in human inflammatory bowel diseases. *Proceedings of the National Academy of Sciences of the United States of America*, **104** (34), 13780−13785.

15. Ott, S. J., Musfeldt, M., Wenderoth, D. F., et al. (2004) Reduction in diversity of the colonic mucosa associated bacterial microflora in patients with active inflammatory bowel disease. *Gut*, **53** (5), 685−693.

16. Sepehri, S., Khafipour, E., Bernstein, C. N., et al. (2011) Characterization of *Escherichia coli* isolated from gut biopsies of newly diagnosed patients with inflammatory bowel disease. *Inflammatory Bowel Diseases*, **17** (7), 1451−1463.

17. Sokol, H., Seksik, P., Furet, J. P., et al. (2009) Low counts of *Faecalibacterium prausnitzii* in colitis microbiota. *Inflammatory Bowel Diseases*, **15** (8), 1183−1189.

18. Sokol, H., Pigneur, B., Watterlot, L., et al. (2008) *Faecalibacterium prausnitzii* is an anti-inflammatory commensal bacterium identified by gut microbiota analysis of Crohn disease patients. *Proceedings of the National Academy of Sciences of the United States of America*, **105** (43), 16731−

16736.

19. Morgan，X. C.，Tickle，T. L.，Sokol，H.，*et al*.（2012）Dysfunction of the intestinal microbiome in inflammatory bowel disease and treatment. *Genome Biology*，**13**（9），R79.

20. Harries，A. D.，Baird，A.，and Rhodes，J.（1982）Non-smoking：a feature of ulcerative colitis. *British Medical Journal*（*Clinical Research Edition*），**284**（6317），706.

21. Andersson，R. E.，Olaison，G.，Tysk，C.，and Ekbom，A.（2001）Appendectomy and protection against ulcerative colitis. *New England Journal of Medicine*，**344**（11），808－814.

22. Birrenbach，T. and Bocker，U.（2004）Inflammatory bowel disease and smoking：a review of epidemiology，pathophysiology，and therapeutic implications. *Inflammatory Bowel Diseases*，**10**（6），848－859.

23. Higuchi，L. M.，Khalili，H.，Chan，A. T.，*et al*.（2012）A prospective study of cigarette smoking and the risk of inflammatory bowel disease in women. *American Journal of Gastroenterology*，**107**（9），1399－1406.

24. Knights，D.，Lassen，K. G.，and Xavier，R. J.（2013）Advances in inflammatory bowel disease pathogenesis：linking host genetics and the microbiome. *Gut*，**62**（10），1505－1510.

25. Jostins，L.，Ripke，S.，Weersma，R. K.，*et al*.（2012）Host-microbe interactions have shaped the genetic architecture of inflammatory bowel disease. *Nature*，**491**（7422），119－124.

26. Cosnes，J.，Gower-Rousseau，C.，Seksik，P.，and Cortot，A.（2011）Epidemiology and natural history of inflammatory bowel diseases. *Gastroenterology*，**140**（6），1785－1794.

思考题解析

1. 答案：D。Harries等首先注意到现时吸烟与溃疡性结肠炎呈负相关[20, 22]，其他队列也有类似的结果。与现时吸烟不同，戒烟2～5年内会增加UC患病风险（与不吸烟群体比较），该风险可持续戒烟后20年[23]。

2. 答案：B。大约10%～20% IBD患者至少有一位一级亲属有IBD病史。

3. 答案：D。IBD患者肠道菌群会出现多样性下降，厚壁菌和拟杆菌门丰度减少，变形菌和放线菌门丰度增加[24]。回肠型CD可见肠道侵袭性大肠埃希菌［黏附侵袭性大肠埃希菌，AIEC］丰度增加，但在结肠型CD和UC未见到类似现象。普拉梭菌是梭菌的一种，IBD患者中丰度会减少，与CD内镜复发负相关。在动物模型中，经灌胃服用普拉梭菌，可减轻肠道炎症[18]。

4. 答案：A。尽管已有163个特异性单核苷酸多态性可以调整CD和UC的患病风险，但所有这些位点仅能解释13.6% CD和7.5% UC变异性。

（柏小寅 译 杨 红 校）

2
克罗恩病的临床表现和诊断

> **临床要点**
>
> - 克罗恩病（CD）可累及整个消化道，典型内镜表现为深溃疡和跳跃性病变，病理为透壁性炎症。
> - 临床表现与病变部位和生物学类型相关，可出现肛周受累和肠外表现。
> - CD可从炎症型转变为狭窄型或穿透型，小肠型较结肠型更易出现此类情况。
> - 至少三分之二的患者需要肠段切除，其中又有一半患者需要接受二次手术。
> - 下消化道内镜检查对于诊断最为重要，也需结合实验室检查、血清学标志物和影像学等，更好地判断病变范围和程度，还能明确并发症情况。
> - 磁共振肠道造影（MRE）和肠道断层计算机扫描（CTE）检查可以很好地判断疾病活动性和肠腔内外的并发症。MRE因为其无辐射的特点，更被推崇。

　　克罗恩病（CD）是一种局部透壁性炎性性疾病，其可累及从口腔到肛周的任何消化道部位。溃疡性结肠炎（UC）炎症表现为弥漫性浅溃疡，CD则是不连续的深溃疡，即在病变间可见正常组织，被称为"跳跃性病变"（表2.1）。另外，由于其透壁性炎症特点，CD常会导致肠瘘或狭窄。CD蒙特利尔分型所定义的病变部位和疾病行为与临床症状和自然病程密切相关（表2.2）。超过四分之三的CD患者会有远端回肠的受累。大约三分之一的患者只有回肠受累，一半则会同时有回肠和结肠病变，而五分之一的患者病变仅限于结肠。在结肠型CD患者中，一半的患者无直肠病变。三分之一的患者会合并肛周病变，其可出现在CD诊断前、中或后。极少一部分（5%～15%）成人CD患者可出现上消化道病变，包括口腔、食管或胃十二指肠。在确诊时，绝大多数患者可出现炎性表现，而仅不足10%～20%的患者会有狭窄或穿孔相关并发症[1]。但绝大多数患者可在病程中逐渐出现狭窄或瘘相关并发症。部分CD患者的肠外表现可与肠道症状密切相关。

表2.1 克罗恩病和溃疡性结肠炎的临床、内镜和组织学的鉴别点

特征	克罗恩病	溃疡性结肠炎
临床表现		
胃肠道症状	腹泻、腹痛、生长发育迟缓、贫血	直肠出血、腹泻、里急后重
肠外表现	较少	较多
肛周受累	五分之一	无
狭窄相关并发症	可出现	无
瘘相关并发症	可出现	无
受累部位	口腔至肛门	结肠
内镜表现		
病变分布	跳跃性病变	常为连续性病变
直肠受累	常无受累	几乎都会受累
回肠受累	常见，可表现为阿弗他、深溃疡或狭窄	少见。可表现为红斑的倒灌性回肠炎
典型特点	深溃疡，匍匐性溃疡，铺路石样改变	颗粒型红斑性黏膜，伴糜烂，易脆
组织病理学表现		
炎症深度	可为透壁型	局限于黏膜和黏膜下层
肉芽肿	五分之一	罕见

表2.2 CD蒙特利尔分型

确诊年龄	A1	≤16岁
	A2	17～40岁
	A3	>40岁
病变部位	L1	回肠
	L2	结肠
	L3	回结肠
	L4	上消化道[a]
疾病行为[b]	B1	非狭窄非穿透
	B2	狭窄
	B3	穿透

[a] 可与L1～L3并存。

[b] "p"代表肛周病变，可与B1～B3并存。

临床表现

CD的临床表现与疾病部位、行为，以及肛周、肠外受累等相关。

CD患者食管、胃或十二指肠受累虽然少见，但可以非常严重。食管CD患者可表现为吞咽痛，吞咽困难，或者出现类似胃食管反流病的症状。胃或十二指肠CD可表现为消化不良、腹痛和餐后饱胀感，或表现为长期不愈的溃疡。患者也可能有胃出口梗阻，出现早饱、餐后腹胀和呕吐。而胆道梗阻和十二指肠胆瘘则偶有发生。顽固性溃疡、非典型部位溃疡以及无常见溃疡危险因素（例如非甾体类抗炎药，幽门螺杆菌）的患者需要怀疑胃十二指肠CD的可能。空回肠CD可表现为腹痛、腹泻或呕吐。广泛小肠受累的患者更易出现营养不良，尤其是儿童患者，体重下降或生长迟缓可以是一个突出的临床特征。局部节段性小肠狭窄可反复出现不完全性肠梗阻。与回肠病变相比，空肠病变会增加手术治疗和梗阻发作的概率[2]。

回肠和回盲部CD是最常见的类型，典型表现为右下腹痛和腹泻，常无明显出血。有时患者会出现急性消化道出血，并出现严重贫血。而穿透型患者（例如回盲部脓肿）可出现剧烈腹痛和全身症状（例如，发热和盗汗）。查体可出现腹部压痛、肌卫和腹膜体征。急性期时症状可与阑尾炎及其他感染性腹泻（例如耶尔森菌感染）类似。有时，不完全性肠梗阻可表现为餐后腹部绞痛、腹胀、恶心和呕吐。肠型偶尔也会出现。

大约20%的CD患者仅有结肠受累，有时与UC难以鉴别。一般而言，腹泻更易出现在CD中，而UC更易出现直肠出血。肛周CD包括有黏液脓性分泌物的肛瘘，和盆腔痛或肛周痛的肛周脓肿（图2.1）。盆腔脓肿可表现下背痛或全身症状。肛周CD还可以出现皮赘或肛裂。若结肠

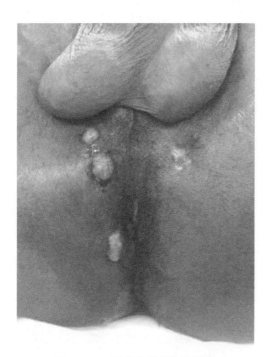

图2.1　CD患者出现多发肛周瘘

炎患者出现皮赘，需积极考虑CD的可能。肛周病变有时可以非常严重，从而导致会阴瘢痕和变形。

自然病程

CD的一个重要特征就是进行性肠道损伤，并且从炎性病变向穿透或狭窄型转变。在一项1199例CD患者的队列研究中，60%患者最终出现了狭窄或穿透性并发症。在病程20年时，炎性、狭窄和穿透型表现分别占到12%、18%和70%（图2.2）[1]。然而，病变部位是其中一个重要的预测因素。结肠型患者更易保持为炎性亚型，多年病程中也不易出现并发症，而回肠型则更易更快出现并发症[3]。在明尼苏达州奥姆斯特德县进行的人群队列研究中，81%患者在基线时为非狭窄非穿透类型，5%为狭窄型，14%为穿透型。随访20年后，51%患者出现狭窄或穿透并发症，而在诊断后90天内，21%（66/306）患者临床表型出现了变化[4]。与疾病行为不同的是，CD病变部位则相对固定。在随访10年时，结肠型患者出现小肠受累，或者小肠型出现结肠受累的比例不足20%[5]。结肠型患者20年累积肛瘘发生率为45%，尤其是直肠受累的患者特别突出，远大于小肠型

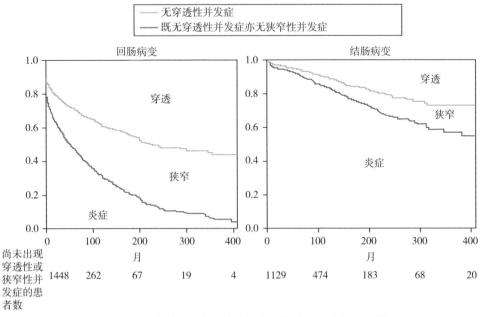

图2.2 CD患者出现穿透性或狭窄性并发症的自然病程图
改编自Cosnes等，2011[3]。已获得Elsevier许可。

患者[6]。

CD患者5年、10年和20年的腹部大手术的累积率分别为38%、48%和58%[7]。小肠病变、上消化道受累、回结肠病变、吸烟、男性和穿透型病变是需要手术干预的预测因素。在两项大样本队列研究中，CD患者腹部大手术的风险与病程时间无关[7, 8]。也有其他队列研究发现更多更早使用有效治疗更有效减少手术率[9, 10]。基因变异（例如NOD2）可能与回肠纤维性狭窄相关[11, 12]。肛周病变与腹部手术的关系尚无定论，但可能会增加CD狭窄和穿透并发症。

诊断

病史和体格检查

CD患者的病史应包括评估疾病相关症状、肠外表现、鉴别特点、潜在并发症的相关症状以及确认治疗相关不良反应的危险因素。此外，还需关注患者工作状态，身体功能和生活质量等。病史询问还应包括家族史和疾病相关的环境危险因素。吸烟是CD一个重要的可纠正的危险因素，其与病程进行性进展也密切相关。肠道感染和NSAIDs使用有时也与CD患者复发相关。问诊还需包括抗生素使用，因为抗生素相关的艰难梭菌感染也与疾病复发相关。CD患者中抑郁和焦虑也很常见，这些都可能影响患者的生活质量和社会功能[13, 14]。全面的病史还应包括并发症的评估，梗阻病变的潜在表现和肠外表现等。对于儿童患者，生长发育情况尤其需要评估。小肠型CD可引起包括性发育延迟在内的各类生长发育障碍或迟缓，而且甚至可能是唯一的临床表现。

目前有多个优质的评价CD疾病活动度的指标。Best等[15]建立的CD活动度评分（CDAI）共包括八个权重不同的因素，包括水样便次数、腹痛程度、一般情况、肠外表现与并发症、止泻药或镇痛药的需求、腹部包块、血细胞比容和体重下降百分比。虽然CDAI被广泛应用于临床试验中，但其与客观的炎症指标相关性并不理想，临床实践中可操作性也较差。CDAI＜150分提示临床缓解，220～450分提示中度活动（表2.3）。150～220分提示为轻度活动，而＞450分则为重度活动。其他指标还包括Harvey-Bradshaw指数，临床也更易实践。

表2.3 CDAI：CDAI＜150临床缓解，150～220轻度活动，220～450中度活动，＞450重度活动

指　　标	权重系数
每天水样或稀便次数	×2
腹痛程度（0～3级）	×5
一般情况（0～4级）	×7
并发症[a]	×20
使用止泻药	×30
腹部包块（无0，可疑2，明确5）	×10
血细胞比容（男＜40%，女＜37%）[b]	×7
100×（1－体重/标准体重）	×1

[a] 关节痛或关节炎，虹膜炎或葡萄膜炎，结节性红斑，坏疽性脓皮病或阿弗他溃疡，肛裂、肛瘘或肛周脓肿，其他瘘，发热各计1分[15]。

[b] 根据中国人标准进行调整。

　　腹部查体可有右下腹压痛。若患者有炎性蜂窝织炎或回盲部脓肿，右下腹可触及肿块。全身查体可发现体重下降、贫血（苍白）和营养缺乏。全面查体还可发现肠外表现。肛诊是明确肛周并发症（脓肿、瘘、皮赘或狭窄）重要查体方法。查体还需明确是否有肠外表现，例如结节性红斑、坏疽性脓皮病、关节炎及眼部表现，详见第四章。

实验室检查

　　CD患者易出现贫血，可能与多项因素相关，包括缺铁、维生素B$_{12}$、叶酸，慢性消化道出血和慢性病贫血。基线评估应包括全血细胞计数、生化指标（肝肾功能）和营养缺乏情况。基线时还行评估血清铁和铁蛋白，但需注意的是，铁蛋白作为急性反应性蛋白在疾病活动时也可能升高。在回肠受累的患者中，维生素B$_{12}$缺乏也很常见。此外，维生素D缺乏也很普遍。在长病程活动性或病情严重的患者中，也能出现低白蛋白血症。尿常规可发现草酸钙结晶或肾结石引起的红细胞。粪便检查可发现白细胞，但并无特异性。还应进行病原学评估以排除感染性腹泻（肠源性病原体、虫卵、寄生虫和艰难梭菌）。

　　红细胞沉降率（简称血沉）和C反应蛋白（CRP）是诊断和评估CD的较好指标。70%～100%的患者可有CRP升高，部分患者会出现血沉升高[16, 17]。CRP

也是预测复发和治疗反应的有价值的指标[18]。粪便的炎症指标（例如钙卫蛋白和乳铁蛋白）对于排除低患病风险的IBD患者可能有一定意义，但是与结肠型CD相比，小肠型患者较少升高，因此意义有限。由于CD患者常仅有无血性腹泻，与功能性肠病存在相似性，粪钙卫蛋白或许是个较好的筛查指标。这一检验对于儿童非常有意义，通常<50μg/g可考虑先不行结肠镜检[19, 20]。粪钙卫蛋白还与内镜下疾病活动度有关，也比症状相关指数（例如CDAI）更敏感，粪乳铁蛋白也有类似的作用[21]。

血清学标志物

CD中可有多种血清学标志物升高，且与CD相关性超过UC。绝大多数CD生物标志物直接作用于微生物。Main等在1988年首次报道的抗酿酒酵母菌抗体（ASCA IgA和IgG）就直接作用于酵母菌细胞壁[22]。29%～69%的CD患者和0～29%的UC患者可出现ASCA阳性，其他消化道疾病也有不同程度的升高（0～23%），因此限制了其诊断和筛查的意义[23]。抗OmpC抗体则是作用于大肠埃希菌的转运蛋白，24%～55% CD患者可出现阳性，少部分其他消化道疾病患者也可出现阳性（5%～12%）。抗CBir1抗体直接作用于细菌鞭毛蛋白，50%～56%患者可出现阳性。其他较少应用的抗体还包括抗细胞壁抗体（抗昆布二糖IgG抗体、抗壳二糖IgA抗体和抗甘露二糖IgG抗体）[24]。当ASCA阴性时，这些指标可能会有所帮助[23]。虽然这些抗体能很好鉴别CD和UC（77%～100%），但敏感性和阴性预测值并不满意，尤其是在有消化道症状的患者进行筛查的结果无法满足实际应用的需求。这些抗体可能在IBD诊断前就会升高[25]。抗体高滴度升高合并多种抗微生物抗体阳性与进行性病程相关，会增加穿透和狭窄并发症以及手术率[26～28]。

内镜检查

下消化道内镜检查对于诊断CD、鉴别UC、明确病变范围和严重度、评估治疗效果和筛查不典型增生均有重要作用。50% CD患者可出现直肠受累，而几乎所有UC患者均有直肠炎症（>95%）。与UC连续性炎症不同，CD表现为跳跃性病变，即不同病变间可有正常肠黏膜。炎症表现为非连续性局灶或阿弗他溃疡，周边环有红斑。还可见到匍匐样或线性溃疡、深凿样或深溃疡、铺路石样改变和星状大融合型溃疡（图2.3）。其中铺路石样改变是指多条线性溃疡交叉与结节样

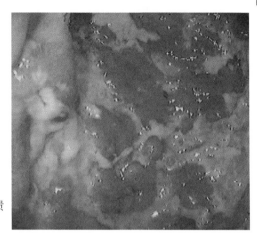

图2.3 结肠型CD患者内镜表现为大溃疡、水肿，病变间可有正常黏膜

黏膜中。多种评分系统用以评价内镜疾病活动程度，目前最常用的是克罗恩病内镜活动指数（CDEIS）（表2.4）[29]和简易克罗恩病评分（SES-CD）[30]。SES-CD的临床应用性强，由回肠和结肠各节段的溃疡大小、溃疡面比例、溃疡范围和肠腔狭窄等。其他受累部位也可以使用类似内镜下改变描述。部分CD患者胃黏膜活检为幽门螺杆菌阴性，但有明显局灶性胃炎，如果诊断尚不清楚，可考虑作为CD的诊断依据[31, 32]。另一个内镜评分用于评估回盲部术后的复发情况，分为i0至i4（表2.5）[33]。若≥i2，则提示内镜下复发。

表2.4 CD内镜严重性评分表（CDEIS）

项　　目	直肠	乙状和左半结肠	横结肠	右半结肠	回肠	
深溃疡：有，12分；无，0分						总分1
浅溃疡：有，12分；无，0分						总分2
受累病变长度（cm）						总分3
溃疡病变长度（cm）						总分4
总分1＋2＋3＋4						A
肠道受累节段数（1～5）						n
A除以 n						B
溃疡性狭窄：有，3分；无，0分						C
非溃疡性狭窄：有，3分；无，0分						D
总分B＋C＋D						

表2.5　CD术后复发的Rutgeerts分型

评分	内镜表现
0	正常
1	＜5个阿弗他溃疡
2	＞5个阿弗他溃疡，溃疡间黏膜正常，或病变局限于吻合口
3	弥漫性回肠炎
4	弥漫性大溃疡、结节和狭窄

胶囊内镜对于CD的意义远大于UC，因为其需要评估大多数内镜无法达到的小肠。一项纳入9项研究的荟萃分析发现，在诊断CD方面，胶囊内镜（63%）优于回结肠镜（23%）、CTE（30%）和MRE（22%）[34]。胶囊内镜还可用于评估小肠型CD的黏膜愈合情况，但是滞留率也较高。在怀疑小肠狭窄的患者中，在应用胶囊内镜前应首先完善其他影像学排除狭窄病变。

组织学

与内镜表现一样，CD病变的组织学表现（隐窝结构紊乱和慢性炎症）也呈现局灶性分布。CD为透壁性炎症，内镜活检常不足以明确。CD常见淋巴聚集，特异性病理表现为非干酪样肉芽肿，然而仅见于30%患者（图2.4）。肉芽肿也可见于非受累黏膜、淋巴结、肠系膜、腹膜和肝脏。与UC相似，CD也可见到炎性假息肉形成。2%～27%的CD回肠活检和切除患者病理可发现幽门腺化生。

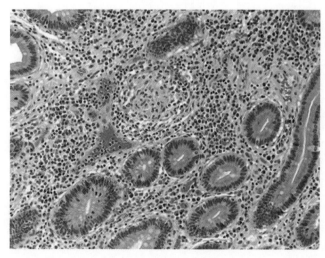

图2.4　CD小肠病变的组织学表现为单个非坏死性肉芽肿

图片来源：Vikram Deshpande MD.，已获得许可。

影像学

断层影像学对于判断CD受累范围和并发症有重要作用，常作为下消化道内镜的补充评估方法。气钡对比造影、单重或双重对比钡造影和钡小肠通过造影等检查目前较少应用于临床，但在某些情况下也有其价值。腹部超声造影对于评估肠壁厚度、狭窄和术后复发很有帮助，但对于操作者和患者身体状态有一定要求[35-37]。

CTE通过口服大量中性造影剂（通常为0.1%低浓度硫酸钡）使肠管扩张，同时使用静脉造影剂。肠壁增厚、增强和分层，以及"梳状征"均提示为CD，其中"梳状征"是指肠系膜血管增多和小血管增粗（图2.5）[38]。CTE诊断CD的敏感性约90%。此外，断层影像还能发现瘘、脓肿和狭窄。CTE动态对比还能评估治疗反应，并作为早期治疗反应的标志物[39]。但是，腹部CT在诊断肛周病变和盆腔并发症时效率较低，因为CTE常不覆盖盆腔，该区域成像分辨率也低。

CD患者较年轻，一生中需要接受多次影像学检查[40]。MRE与CTE技术相似，但可以避免辐射累积，因此得到推崇。两者对于病变诊断具有极高的相似性，而且MRE能更好地发现慢性纤维狭窄中的急性炎症[41-43]。此外，MRE是明

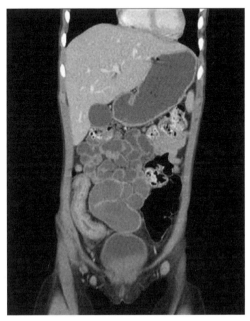

图2.5　CD回肠末端活动性病变在CTE中可表现为肠壁增厚，黏膜高强化和肠系膜炎症

确和分型肛瘘的最佳影像学手段[38]。

　　CD的鉴别诊断将和UC一起在第三章讨论，但是有很多特点可用于鉴别，详见表2.2。

病例思考题

1. 艾米，19岁大学生，近期被诊断为IBD，希望能得到进一步相关诊疗。她的症状包括体重下降、全腹痛和腹泻。肠镜提示从乙状结肠至盲肠，结肠多处点状阿弗他溃疡。回肠基本正常。病变结肠活检可见隐窝脓肿，结构紊乱和局部活动性炎症。下列关于艾米诊断正确的是？

   A. 因为病变仅限于结肠，所以诊断为UC

   B. 因为活检无肉芽肿，所以排除CD，诊断为UC

   C. 因为无直肠受累，且全结肠出现阿弗他溃疡，所以诊断考虑CD

   D. 因为活检有隐窝脓肿和局部活动性炎症，所以诊断为感染性结肠炎

2. 艾米可能的临床病程是？

   A. 因为其病变在结肠，10年后她很有可能需要手术治疗

   B. 她出现狭窄或穿透并发症的可能性比小肠型要低

   C. 她可能有NOD2位点多态性改变

   D. 她在未来5年内有70%的可能出现回肠溃疡

3. 艾米血清学检查结果最可能的是？

   A. ASCA升高，pANCA阴性

   B. ASCA阴性，pANCA升高

   C. OmpC升高，ASCA和pANCA阴性

   D. 组织转谷酰胺酶和抗麦胶蛋白抗体升高

4. 下列哪项因素与进行性致残性CD不相关？

   A. 年龄＜40岁

   B. 肛周受累

   C. 诊断时需要激素治疗

   D. 合并肠外表现

参考文献

1. Cosnes, J., Cattan, S., Blain, A., *et al.*（2002）Long-term evolution of disease behavior of Crohn's disease. *Inflammatory Bowel Diseases*，**8**（4），244−250.

2. Lazarev, M., Huang, C., Bitton, A., *et al.*（2013）Relationship between proximal

Crohn's disease location and disease behavior and surgery: a cross-sectional study of the IBD Genetics Consortium. *American Journal of Gastroenterology*, **108** (1), 106−112.

3. Cosnes, J., Gower-Rousseau, C., Seksik, P., and Cortot, A. (2011) Epidemiology and natural history of inflammatory bowel diseases. *Gastroenterology*, **140**(6), 1785−1794.

4. Thia, K. T., Sandborn, W. J., Harmsen, W. S., *et al*. (2010) Risk factors associated with progression to intestinal complications of Crohn's disease in a population-based cohort. *Gastroenterology*, **139** (4), 1147−1155.

5. Louis, E., Collard, A., Oger, A. F., *et al*. (2001) Behaviour of Crohn's disease according to the Vienna classification: changing pattern over the course of the disease. *Gut*, **49** (6), 777−782.

6. Schwartz, D. A., Loftus, E. V., Jr., Tremaine, W. J., *et al*. (2002) The natural history of fistulizing Crohn's disease in Olmsted County, Minnesota. *Gastroenterology*, **122** (4), 875−880.

7. Peyrin-Biroulet, L., Harmsen, W. S., Tremaine, W. J., *et al*. (2012) Surgery in a population-based cohort of Crohn's disease from Olmsted County, Minnesota (1970 ∼ 2004). *American Journal of Gastroenterology*, **107** (11), 1693−1701.

8. Cosnes, J., Nion-Larmurier, I., Beaugerie, L., *et al*. (2005) Impact of the increasing use of immunosuppressants in Crohn's disease on the need for intestinal surgery. *Gut*, **54** (2), 237−241.

9. Lakatos, P. L., Golovics, P. A., David, G., *et al*. (2012) Has there been a change in the natural history of Crohn's disease? Surgical rates and medical management in a population-based inception cohort from Western Hungary between 1977−2009. *American Journal of Gastroenterology*, **107** (4), 579−588.

10. Ramadas, A. V., Gunesh, S., Thomas, G. A., *et al*. (2010) Natural history of Crohn's disease in a population-based cohort from Cardiff (1986−2003): a study of changes in medical treatment and surgical resection rates. *Gut*, **59** (9), 1200−1206.

11. Abreu, M. T., Taylor, K. D., Lin, Y. C., *et al*. (2002) Mutations in *NOD2* are associated with fibrostenosing disease in patients with Crohn's disease. *Gastroenterology*, **123** (3), 679−688.

12. Adler, J., Rangwalla, S. C., Dwamena, B. A., and Higgins, P. D. (2011) The prognostic power of the *NOD2* genotype for complicated Crohn's disease: a meta-analysis. *American Journal of Gastroenterology*, **106** (4), 699−712.

13. Ananthakrishnan, A. N., Gainer, V. S., Perez, R. G., *et al*. (2013) Psychiatric co-morbidity is associated with increased risk of surgery in Crohn's disease. *Alimentary Pharmacology & Therapeutics*, **37**(4), 445−454.

14. Bitton, A., Dobkin, P. L., Edwardes, M. D., *et al*. (2008) Predicting relapse in Crohn's disease: a biopsychosocial model. *Gut*, **57** (10), 1386−1392.

15. Best, W. R., Becktel, J. M., Singleton, J. W., and Kern, F., Jr. (1976) Development of a Crohn's disease activity index. National Cooperative Crohn's Dis-

ease Study. *Gastroenterology*, **70**（3），439-444.

16. Vermeire, S., Van Assche, G., and Rutgeerts, P.（2006）Laboratory markers in IBD：useful, magic, or unnecessary toys? *Gut*, **55**（3），426-431.

17. Vermeire, S., Van Assche, G., and Rutgeerts, P.（2005）The role of C-reactive protein as an inflammatory marker in gastrointestinal diseases. *Nature Clinical Practice Gastroenterology & Hepatology*, **2**（12），580-586.

18. Hibi, T., Sakuraba, A., Watanabe, M., *et al*.（2014）C-reactive protein is an indicator of serum infliximab level in predicting loss of response in patients with Crohn's disease. *Journal of Gastroenterology*, **49**（2），254-262.

19. Schoepfer, A. M., Beglinger, C., Straumann, A., *et al*.（2010）Fecal calprotectin correlates more closely with the Simple Endoscopic Score for Crohn's disease（SES-CD）than CRP, blood leukocytes, and the CDAI. *American Journal of Gastroenterology*, **105**（1），162-169.

20. Sipponen, T., Karkkainen, P., Savilahti, E., *et al*.（2008）Correlation of faecal calprotectin and lactoferrin with an endoscopic score for Crohn's disease and histological findings. *Alimentary Pharmacology & Therapeutics*, **28**（10），1221-1229.

21. Sipponen, T., Savilahti, E., Kolho, K. L., *et al*.（2008）Crohn's disease activity assessed by fecal calprotectin and lactoferrin：correlation with Crohn's disease activity index and endoscopic findings. *Inflammatory Bowel Diseases*, **14**（1），40-46.

22. Main, J., McKenzie, H., Yeaman, G. R., *et al*.（1998）Antibody to *Saccharomyces cerevisiae*（bakers' yeast）in Crohn's disease. *British Medical Journal（Clinical Research Edition）*, **297**（6656），1105-1106.

23. Prideaux, L., De Cruz, P., Ng, S. C., and Kamm, M. A.（2012）Serological antibodies in inflammatory bowel disease：a systematic review. *Inflammatory Bowel Diseases*, **18**（7），1340-1355.

24. Ferrante, M., Henckaerts, L., Joossens, M., *et al*.（2007）New serological markers in inflammatory bowel disease are associated with complicated disease behaviour. *Gut*, **56**（10），1394-1403.

25. Israeli, E., Grotto, I., Gilburd, B., *et al*.（2005）Anti-*Saccharomyces cerevisiae* and antineutrophil cytoplasmic antibodies as predictors of inflammatory bowel disease. *Gut*, **54**（9），1232-1236.

26. Lichtenstein, G. R., Targan, S. R., Dubinsky, M. C., *et al*.（2011）Combination of genetic and quantitative serological immune markers are associated with complicated Crohn's disease behavior. *Inflammatory Bowel Diseases*, **17**（12），2488-2496.

27. Dubinsky, M. C., Lin, Y. C., Dutridge, D., *et al*.（2006）Serum immune responses predict rapid disease progression among children with Crohn's disease：immune responses predict disease progression. *American Journal of Gastroenterology*, **101**（2），360-367.

28. Desir, B., Amre, D. K., Lu, S. E., *et al*.（2004）Utility of serum antibodies in determining clinical course in pediatric

Crohn's disease. *Clinical Gastroenterology and Hepatology*, **2** (2), 139−146.

29. Mary, J. Y. and Modigliani, R. (1989) Development and validation of an endoscopic index of the severity for Crohn's disease: a prospective multicentre study. Groupe d'Etudes Thérapeutiques des Affections Inflammatoires du Tube Digestif (GETAID). *Gut*, **30** (7), 983−989.

30. Daperno, M., D'Haens, G., Van Assche, G., *et al*. (2004) Development and validation of a new, simplified endoscopic activity score for Crohn's disease: the SES-CD. *Gastrointestinal Endoscopy*, **60** (4), 505−512.

31. Parente, F., Cucino, C., Bollani, S., *et al*. (2000) Focal gastric inflammatory infiltrates in inflammatory bowel diseases: prevalence, immunohistochemical characteristics, and diagnostic role. *American Journal of Gastroenterology*, **95** (3), 705−711.

32. Oberhuber, G., Puspok, A., Oesterreicher, C., *et al*. (1997) Focally enhanced gastritis: a frequent type of gastritis in patients with Crohn's disease. *Gastroenterology*, **112** (3), 698−706.

33. Rutgeerts, P., Geboes, K., Vantrappen, G., *et al*. (1984) Natural history of recurrent Crohn's disease at the ileocolonic anastomosis after curative surgery. *Gut*, **25** (6), 665−672.

34. Triester, S. L., Leighton, J. A., Leontiadis, G. I., *et al*. (2006) A meta-analysis of the yield of capsule endoscopy compared to other diagnostic modalities in patients with non-stricturing small bowel Crohn's disease. *American Journal of Gastroenterology*, **101** (5), 954−964.

35. Dong, J., Wang, H., Zhao, J., *et al*. (2014) Ultrasound as a diagnostic tool in detecting active Crohn's disease: a meta-analysis of prospective studies. *European Radiology*, **24** (1), 26−33.

36. Paredes, J. M., Ripolles, T., Cortes, X., *et al*. (2013) Contrast-enhanced ultrasonography: usefulness in the assessment of postoperative recurrence of Crohn's disease. *Journal of Crohn's & Colitis*, **7** (3), 192−201.

37. Calabrese, E., La Seta, F., Buccellato, A., *et al*. (2005) Crohn's disease: a comparative prospective study of transabdominal ultrasonography, small intestine contrast ultrasonography, and small bowel enema. *Inflammatory Bowel Diseases*, **11** (2), 139−145.

38. Grand, D. J., Harris, A., and Loftus, E. V., Jr. (2012) Imaging for luminal disease and complications: CT enterography, MR enterography, small-bowel follow-through, and ultrasound. *Gastroenterology Clinics of North America*, **41** (2), 497−512.

39. Bruining, D. H., Loftus, E. V., Jr., Ehman, E. C., *et al*. (2011) Computed tomography enterography detects intestinal wall changes and effects of treatment in patients with Crohn's disease. *Clinical Gastroenterology and Hepatology*, **9** (8), 679−683. e1.

40. Peloquin, J. M., Pardi, D. S., Sandborn, W. J., *et al*. (2008) Diagnostic ionizing radiation exposure in a population-based cohort of patients with inflammatory bowel disease. *American Journal*

of Gastroenterology, **103**（8），2015−2022.

41. Rimola, J., Rodriguez, S., Garcia-Bosch, O., *et al.*（2009）Magnetic resonance for assessment of disease activity and severity in ileocolonic Crohn's disease. *Gut*, **58**（8），1113−1120.

42. Rimola, J., Ordas, I., Rodriguez, S., and Panes, J.（2010）Colonic Crohn's disease: value of magnetic resonance colonography for detection and quantification of

disease activity. *Abdominal Imaging*, **35**（4），422−427.

43. Rimola, J., Ordas, I., Rodriguez, S., *et al.*（2012）Imaging indexes of activity and severity for Crohn's disease: current status and future trends. *Abdominal Imaging*, **37**（6），958−966.

44. Beaugerie, L., Seksik, P., Nion-Larmurier, I., *et al.*（2006）Predictors of Crohn's disease. *Gastroenterology*, **130**（3），650−656.

思考题解析

1. 答案：C。虽然回肠是最长受累的节段，但仍有20% CD患者仅有结肠病变。典型的阿弗他溃疡和正常直肠支持CD的诊断。虽然肉芽肿是支持CD诊断的依据，但仅有20%～30%可发现这一改变，因此未发现肉芽肿不能排除CD。

2. 答案：B。结肠型患者能长期保持炎症型或无合并症状态，而回肠型患者则容易更早出现并发症[27]。*NOD2*突变与CD回肠型和纤维狭窄型相关，但并不增加结肠型的发生率。相比于疾病行为，疾病部位则相对稳定。诊断时为结肠型患者在10年内仅有不到20%会出现小肠受累[29]。

3. 答案：A。CD患者最常见的血清学标志物特点是ASCA上升和pANCA阴性。而pANCA升高和ASCA阴性则多见于溃疡性结肠炎。抗OmpC抗体阳性可见于部分CD患者，但比率低于ASCA。CD也不是出现乳糜泻的高危因素。

4. 答案：D。在法国一项纳入1188名CD患者的大样本前瞻性研究中，结果发现诊断时需要类固醇激素治疗（OR 3.1，95% CI：2.2～4.4）、年龄＜40岁（OR 2.1，95% CI：13～3.6）和肛周病变（OR 1.8，95% CI：1.2～2.8）与疾病致残性相关，两个和三个危险因素的阳性预测值分别为91%和93%。

（柏小寅 译 杨 红 校）

3

溃疡性结肠炎的临床表现和诊断

临床要点

- 溃疡性结肠炎（UC）的特点是从直肠延伸至结肠近端的连续性炎症。
- 约四分之一的患者在诊断时就有全结肠受累（"全结肠炎"）。诊断时仅远端受累的患者，约有三分之一会出现进展。
- 大约10%～20% UC患者在病程中需要行结肠切除术。

- 血清和粪便的炎症指标（血C反应蛋白、血沉、粪便钙卫蛋白）能很好地监测疾病活动度，评估治疗反应，并预测复发风险。
- 结肠镜和组织学检查可发现连续性全黏膜和黏膜下炎症，包括隐窝脓肿、隐窝结构紊乱和黏蛋白缺失。组织学活动度也许能预测复发和结直肠癌变的风险。

溃疡性结肠炎（UC）的特点是表浅弥漫性炎症，常从直肠开始，连续性延伸至结肠近端。虽然UC局限于结肠，但有10%～20%全结肠炎患者会有轻度回肠炎症，被称为倒灌性回肠炎[1]。部分远端受累的患者可在盲肠和阑尾周围有斑点样炎症，被称为"盲肠斑"，但并无特别临床意义，与只有远端受累的患者相比，自然病程也并无特别。

UC的临床特征和自然病程与炎症程度相关。根据蒙特利尔分型，如果仅有结肠受累，则分类为直肠炎。如延伸至乙状结肠，即距肛缘15～20cm，则为直肠乙状结肠炎。左半结肠炎和全结肠炎分别指炎症是否超过脾曲（表3.1）。蒙特利尔分型的巴黎修正版将儿童UC进行了新分类，如病变超过脾曲，但未超过肝曲，被定义为广泛性结肠炎；而全结肠炎是指炎症超过肝曲。在诊断时，约三分之一的患者仅限于直肠，另有三分之一患者达到脾曲，剩下的三分之一则超过脾曲。而有约四分之一的患者有全结肠受累。三分之一患者会向近端进展；全结肠炎几乎不会自行恢复。

表3.1 蒙特利尔UC分型

分型	E1	局限于直肠
	E2	累及脾曲以远
	E3	累及脾曲以近
严重程度	S0（缓解）	无症状
	S1（轻度）	便次≤4次/天（无论是否含血），无全身症状，炎症指标正常
	S2（中度）	便次＞4次/天，但无全身中毒症状
	S3（重度）	便次＞6次/天，脉搏＞90次/分，体温＞37.5℃，血红蛋白＜105g/L，血沉＞30mm/h

临床表现

UC主要临床表现是腹泻和直肠出血。大多数患者起病隐匿，部分患者可追溯到戒烟或吸烟量减少。直肠出血量不等，常与脓性黏液混合。仅有直肠受累的患者可有这唯一症状，并无便次增加。里急后重和未排空感在直肠炎患者中较常见。患者有多次排便，或无法鉴别是气、血还是大便。直肠炎或直肠乙状结肠炎患者因为结肠传输减慢，可能会出现便秘。轻中度UC患者基本无严重的腹痛，而便前左侧腹部绞痛比较常见。

广泛结肠炎患者常有腹泻和便血。因为直肠也有受累，因此他们也会有远端受累的相关症状。全身症状也更常见于广泛型结肠炎患者，包括体重下降和贫血。小部分患者可出现暴发性结肠炎或中毒性巨结肠，主要也见于广泛型结肠炎患者。这类患者会有高热、严重腹痛、腹胀和腹膜刺激征。与CD类似，UC患者在出现结肠炎时就可以有肠外表现，且在广泛型结肠炎中更常见。

已有多个评分系统用以分层UC严重度，最常用的一个就是Truelove和Witts评分，其是最先用于评价UC治疗临床试验中的评分体系[2]。根据排便次数、便血含量、体温、脉搏和两个实验室检查结果（血沉和血细胞比容）等，可将程度分为轻、中、重和暴发性（表3.2）。轻度患者便次小于每天4次，仅有间断便血，无全身症状。而重度患者则每日排便大于6次，反复直肠出血，发热，心动过速，贫血和炎症指标上升。重度患者夜间症状也很常见。如突然出现排便停止，伴腹痛或腹胀，应高度怀疑中毒性巨结肠。

表3.2 **Truelove-Witts 严重性分型**

标　准	轻　度	重　度	暴发性
大便（每天便次）	<4	>6	>10
便血	间断	频繁	持续
体温（℃）	正常	>37.5℃	>37.5℃
脉搏（次/分）	正常	>90	>90
血细胞比容（%）	正常	<75%	需要输血
ESR（mm/h）	<30	>30	>30

自然病程

大多数UC患者会有反复缓解－复发的病程。少部分患者可有进行性或持续性症状。临床上难以有效预测复发，但部分患者会有依从性差，使用非甾体类抗炎药（NSAID）病史或肠道感染等。复发的严重性同样难以预测。一项丹麦哥本哈根大样本队列研究发现，在诊断后1年内，9%患者为暴发性，71%为中重度，只有20%为轻度[3]。在诊断后1年内，50%患者有过复发[4]。挪威IBSEN队列进行了10年随访，结果发现严重复发后会有几次间断轻度复发，这种复发模式可见于55%患者[5]。慢性间断性症状是第二常见模式，可见于约三分之一的患者（37%）。慢性持续性症状较为少见（6%），而起始症状轻，后续进行性加重的患者占到1%。诊断后1年、5年和10年的累积结肠切除率分别为4%、8%和10%。广泛型结肠炎手术率（19%）较左半结肠炎（8%）或直肠炎（5%）均明显升高。约一半的结肠手术是在诊断后两年内进行的。

诊断

UC的诊断基于临床、内镜和组织学特点。即使有完整的病史、查体、实验室和内镜评估，仍有10%的患者难以鉴别UC和CD，这类患者被分类为未分型IBD（IBDU）或中间型结肠炎。在随访中，部分IBDU患者会向CD转化，但仍有多数患者保持中间型特点。

病史和体格检查

UC诊断时需要有全面的病史，应包括疾病严重性评估，鉴别类似UC的疾病，肠外表现以及可能的环境影响。病史应包括排便次数和特点，出血量和频次以及排便时肉眼出血的比例。腹痛、痉挛、急迫排便、里急后重和未排空感有助于判断远端受累严重性。仅有腹泻而无直肠出血在UC中并不常见。还需了解夜间排便情况。包括体重下降在内的全身症状对于评估疾病严重性也非常有用。潜在的IBD环境触发因素包括近期旅游史、NSAIDs使用、现时和既往吸烟、饮食、其他自身免疫疾病史和IBD家族史等，约10%患者有上述情况。其他需了解的临床因素还包括感染易感性、心脏疾病、脱髓鞘疾病或其他风湿性疾病。另外，包括妊娠计划在内的生育史也应注意。

全身查体可见苍白（严重贫血时）和黄疸（原发性硬化性胆管炎）。查体可仅有轻微左腹压痛。一般UC少有反跳痛或肌卫，如有出现，应高度怀疑透壁性并发症（例如中毒性巨结肠）。肠鸣音一般均正常，但中毒性巨结肠患者可有肠鸣音减弱或消失。如出现肛门皮赘或肛瘘，应考虑CD可能。结节性红斑可伴随UC出现，在下肢皮肤出现小结节。关节炎可表现为受累关节红肿和压痛（详见第四章）。

实验室检查

所有拟诊UC的患者需完善血常规和生化检查（肝肾功能）。单纯碱性磷酸酶升高可是PSC唯一线索。血小板计数、ESR和CRP升高，贫血和低血白蛋白在活动性疾病中常见，并且与疾病严重性相关。50% ～ 60% 活动期UC患者可有CRP升高[6]。在一项纳入451例儿童UC的前瞻性队列研究中，根据ESR的阈值（23mm/h、23 ～ 29mm/h、30 ～ 37mm/h 和 > 37mm/h）将疾病活动度分为静止期、轻度、中度和重度[7]。但是，CRP和ESR同时正常也可出现在34%的轻度和5% ～ 10%的中重度患者中。部分患者可能仅表现出其中一种炎症标志物的升高。因此，诊断时的基线数据非常重要，可将其用于疾病活动的连续监测[7]。所有怀疑患有UC的患者均应进行粪便检查，以评估是否有肠道病原体（例如艰难梭菌感染、虫卵和寄生虫）。患者的粪便中白细胞计数有时会升高，提示炎性腹泻。有研究认为粪便血红蛋白定量可作为衡量疾病严重程度的手段，但并未被广泛应用。

如第2章所述，粒细胞产生的钙卫蛋白是肠道炎症的潜在粪便标志物。一项纳入228例UC患者和52名健康对照者的前瞻性研究显示，粪便钙卫蛋白（r = 0.821）与内镜下疾病活动度的相关性高于临床指标（r = 0.682）、CRP（r = 0.556）或血红蛋白（r = −0.388）[8]。粪钙卫蛋白也可用于区分内镜下疾病活动的程度。

当粪便钙卫蛋白的阈值为57μg/g时，内镜下疾病活动（Baron指数≥2）的灵敏度为91%，特异性为90%[8]。尽管准确性不高，但新诊断的UC在初次治疗3个月后的粪便钙卫蛋白水平可预测超过3年的疾病预后[9]。粪便钙卫蛋白迅速降低或许能预测住院患者英夫利昔单抗和结肠切除术治疗效果[10]。

血清学标志物

血清学标志物可用于评估UC拟诊患者。UC患者最有可能出现核型抗中性粒细胞胞浆抗体（pANCA）升高和抗酿酒酵母抗体（ASCA）阴性，而CD患者则呈ASCA升高和pANCA阴性。pANCA的准确抗原尚不清楚，它可能作用于细胞核DNA结合蛋白H1[12]。有四分之三UC患者（50%～80%）的pANCA存在升高。一项荟萃分析发现，pANCA阳性在区分IBD患者和健康个体方面具有高特异性（98%）和阳性预测值（98%），但敏感性（17%）和阴性预测值（16%）均不满意[13]。ASCA＋/pANCA－的组合在区分CD和UC的敏感性为52%～64%，但对结肠CD的敏感性较低（30%～38%），而阳性预测值均较理想（76%～95%）[13]。血清学检查还可用以分析IBDU患者，共有64%的ASCA-/pANCA＋的患者在长期随访中转变为UC，而80%的ASCA＋/pANCA－患者发展为CD[14]。两者均为阴性的患者可能仍保持血清阴性，并保持IBDU状态。有限的数据提示血清学检查对UC预后评估的价值。抗微生物抗体，特别是与CD相关的抗体（例如ASCA[15]或抗鞭毛蛋白抗体）的存在，与全结直肠切除术、回肠吻合术后储袋炎以及术后瘘管发生的风险增加相关[16]。pANCA高水平可预测慢性储袋炎的发生[17]。

内镜检查

结肠镜检查对于UC的诊断至关重要。炎症几乎总是（＞95%）从直肠开始并以连续的方式向近端扩展。内镜特征是黏膜血管纹理紊乱消失，黏膜充血水肿、质脆，呈细颗粒状。自发性出血或深层溃疡并不常见，若出现则提示病情严重。在诊断时明确炎症程度有重要意义，这可能会决定是否需要全身治疗以及未来随访监测的时间间隔。在病情严重的患者中，由于内镜穿孔的风险增加，不建议进行全结肠镜检查。如前文所述，某些远端受累患者在盲肠或阑尾旁可能会有孤立的斑点样炎症；其临床意义尚不清楚，但似乎并未呈现更严重的病程或倾向CD诊断。黏液或黏膜渗出在UC很常见。多达20%的广泛结肠炎患者回肠可有浅表性红斑，被称为倒灌性回肠炎。但是，回肠深溃疡在UC中并不常见，如有出现，应该高度怀疑CD可能。随着黏膜的治疗和愈合，可能会在肉芽组织增生的区域出现炎性假息肉。这种息肉通常无癌变性，患者很少有症状，但广泛的假性息肉可能会稍增加结肠癌的风险。这些炎性息肉来鉴别是腺瘤还是非特异型炎症性病灶极具挑战。

　　已有多种内镜评分标准用以量化内镜下炎症的严重程度。梅奥内镜评分（Mayo评分）是应用最为广泛的评分体系之一，可将患者分为正常、轻度、中度或重度活动（图3.1）[18]。0分表示正常或非活动性疾病；1分的特征表现是红斑，血管纹理减少和轻度易脆；2分表示明显的红斑、易脆、糜烂和溃疡。3分代表重

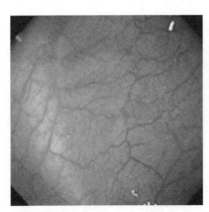

0分 正常或无活动

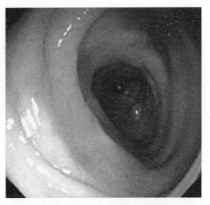

1分 轻度活动（红斑，血管纹理不清，
轻度易脆性）

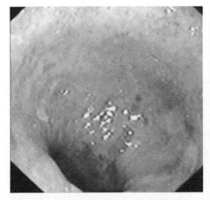

2分 中度活动（显著红斑，无血管纹理，
易脆，糜烂）

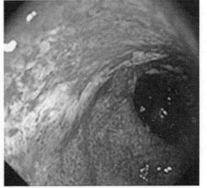

3分 重度活动（自发性出血，溃疡形成）

图3.1　UC梅奥内镜下活动度评分

引自Pineton de Chambrun et al.2010[18]．已获得Nature Publishing Group许可。

度活动，其特征是自发性出血和溃疡形成。最近得到认可的风险评分是UC内镜严重程度指数（UCEIS），该评分体系是一种综合性评分，其中血管类型的评分范围分为0～2，出血分为0～3，糜烂和溃疡分为0～3（表3.3）[19]。UCEIS与总体严重程度（r＝0.93）和炎性指标[20]存在相关性。临床实践证实了其有效性[21]。上消化道内镜检查通常不是必需的，除非有症状提示存在明显的上消化道疾病。多达40%儿童UC患者可有胃部轻度大体的或组织学炎症，但并不代表可诊断为CD[22]。

表3.3　UC内镜严重度指数

血管类型

　　0分＝正常

　　1分＝斑点状闭塞

　　2分＝闭塞

出血

　　0分＝无

　　1分＝黏膜

　　2分＝轻度肠腔

　　3分＝中重度肠腔

糜烂和溃疡

　　0分＝无

　　1分＝糜烂

　　2分＝浅溃疡

　　3分＝深溃疡

按照病变最重处计算分数

引自：Travis et al.2012[19]．重制经BMJ出版集团许可。

组织学

　　UC组织学特征是慢性炎症和组织学上的结构异常（图3.2）。组织学可鉴别慢性UC和急性自限性结肠炎（表3.4）[23]。直肠活检若提示直肠受累，将有助于区分UC和CD[23]。回肠活检可发现倒灌性回肠炎。隐窝结构呈连续性异常，慢性炎症也是如此。炎症通常仅限于浅表，有时也会延伸到黏膜下层。隐窝脓肿很常见，活检中杯状细胞黏蛋白减少可能也很明显。UC中通常无肉芽肿性病变[24]。某些组织学特征可能具有评估预后的意义。在一项纳入82例慢性静止期UC患者

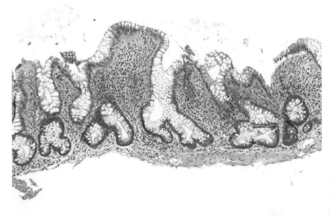

图 3.2　UC 患者的活检
结肠黏膜病理提示慢性结肠炎。隐窝结构显著扭曲，可见隐窝分叉。黏膜固有层可见淋巴细胞和浆细胞明显增加。

的前瞻性研究中，急性炎症浸润、隐窝脓肿和黏蛋白耗竭与复发率增加相关。然而，慢性炎性细胞浸润和结构异常并不具有判断预后意义[25]。组织学活动度也可能与结肠癌风险相关。

表 3.4　UC 和急性自限型结肠炎的组织学特点

组织学特点	UC	急性自限型结肠炎
隐窝结构紊乱	32[a]	0
混合性固有层炎症	15[a]	0
绒毛表面	22[a]	0
隐窝萎缩	16[a]	0
基底淋巴细胞聚集	12[a]	0
表面糜烂	21[a]	4
浅表巨细胞	3	7
基底巨细胞	6	1
浅表上皮的多核巨细胞	19	9

[a] $P < 0.05$

影像学

UC 患者较少需要进行断层影像学检查。长病程和广泛型 UC 患者的钡剂造影可见结肠收缩减少和结肠袋消失。对于急性重症结肠炎患者，腹部平片有助于评估是否存在中毒性巨结肠或穿孔。对于CD和UC鉴别尚不清楚的患者，CTE或MRE对于鉴别诊断非常有帮助。小样本研究显示，MRI检查与严重乙状结肠和直肠病变的内镜表现一致[26]。对比增强、水肿、淋巴结肿大和"梳状征"（肠系膜血管增加）是UC疾病活动的独立预测因子。多指标联合诊断识别内镜下炎症的敏感性为87%，特异性为88%[27]。

鉴别诊断（溃疡性结肠炎和克罗恩病）

不少疾病能够模拟IBD。若患者出现腹泻，尤其是慢性腹泻时，鉴别诊断非常广泛。首先是确定腹泻的炎症特征。可通过评估粪便白细胞（便宜但敏感性差）、其他粪便标志物（钙卫蛋白、乳铁蛋白）以及血清学检查（CRP）来判断（图3.3）。体重下降、夜间症状和直肠出血常见于IBD，功能性胃肠病则几乎不会出现。远端结肠炎有时会有便秘，而非腹泻，也会因痔疮或肛裂出血，看起

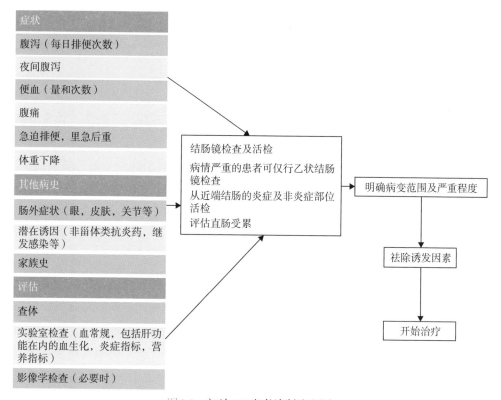

图3.3 初治UC患者诊断流程图

来像是直肠出血。NSAID相关肠炎或结肠炎有时也很难与IBD鉴别，临床和内镜下改变与CD溃疡相仿。当然，IBD患者病程长，而NSAID相关结肠炎或肠炎病程急。

　　IBD急性期表现很难与感染性疾病相鉴别，因为炎症指标在两者均会升高。IBD起病初期，需要排除肠源性感染（既是鉴别，也是明确IBD触发因素）。检查包括完善大便沙门菌、志贺菌、大肠埃希菌O157：H7、弯曲杆菌和贾地鞭毛虫等病原学检查，如有需要，可完善粪便阿米巴检查。感染性结肠炎多为自限，可在几天内缓解。感染性肠炎内镜表现与IBD相似。阿米巴肠炎则会在回盲部出现深凿样溃疡，与CD非常相似。艰难梭菌是卫生相关性腹泻的一种重要病因，在社区感染率逐年上升，与IBD内镜表现相似，可出现假膜样改变。衣原体、疱疹、淋病奈瑟菌和梅毒螺旋体等性传播疾病也可能引起直肠炎，与IBD症状相似。孤立性直肠溃疡综合征也可出现单纯结肠炎伴直肠出血、急迫便意和黏液分泌，患者常有紧缩感。内镜可见直肠远端环周或半周溃疡，病变近端在肛直肠交界处。组织学可见黏膜脱垂和固有层纤维肌性增生。在免疫抑制患者中，巨细胞病毒（CMV）结肠炎可模拟IBD。在免疫抑制治疗UC过程中，常合并CMV感染，也是治疗无效的原因之一。黏膜活检尤其是右半结肠处活检，能够发现大的细胞内包涵体，提示合并感染。

　　结核（TB）流行地区的IBD发病率也在逐年上升，如何鉴别肠TB和CD也是个难点。与CD相似，肠TB好发于回肠和盲肠，可出现腹泻、腹痛、体重下降和右下腹包块[28]。发热和盗汗在肠TB中更常见，也会有肺部相关表现。内镜下表现类似，都可出现狭窄、瘘和溃疡。但TB较少出现肛周病变。拟诊肠TB患者偶能在进行活检后，进行革兰染色或PCR发现结核杆菌，以确诊肠TB。组织学上，TB可出现干酪样肉芽肿，黏膜下炎症增加和上皮样组织细胞。实际上，至少四分之一的患者在接受诊断性抗TB治疗后，症状并无缓解，却对类固醇激素有效，最终诊断为CD。

　　急性右下腹痛很难鉴别CD和急性阑尾炎。CD患者常有慢性腹泻或间断性腹痛，但也有部分患者可出现急腹症，只有在手术时才能明确诊断。穿孔的阑尾周边的炎症使得穿孔点难以明确，增加了鉴别难度。耶尔森菌肠炎可表现为急性右下腹炎症和疼痛，粪便培养能帮助诊断。乳糜泻在北美人群中常见，可表现为腹泻、腹部痉挛、体重下降、贫血和低维生素D，易与CD混淆。虽然CD患者中乳糜泻并不常见，但乳糜泻患者易发生CD或UC。因此当高度怀疑乳糜泻时，应完善相关血清学检查。

其他与IBD较难鉴别的罕见病因还包括Whipple病、白塞病和肠淋巴瘤。Whipple病可有腹泻、体重下降、贫血和关节炎，实验室检查提示吸收不良。诊断需要组织病理学发现巨噬细胞中过碘酸阳性的包涵体。肠淋巴瘤可表现为腹泻和全身症状（发热、盗汗、体重下降和肠肿物）。白塞病可有口腔、生殖器溃疡以及葡萄膜炎，与CD很难鉴别[29]。

显微镜性结肠炎（胶原性结肠炎和淋巴细胞性结肠炎）可表现为分泌性水样腹泻，常见于老年患者。组织学可见结肠上皮下胶原层增厚或淋巴细胞浸润。显微镜性结肠炎内镜下可表现为正常黏膜或轻度红斑。憩室炎和缺血性肠炎有时与UC较难鉴别，尤其是在老年患者中。缺血性结肠炎内镜下常局限于分水岭区域，即脾曲。全结肠或直肠受累非常罕见，因为直肠有丰富的侧支循环。系统性血管炎，尤其是结节性多动脉炎和过敏性紫癜，可出现腹泻、腹痛和直肠出血，但其肠外表现更为常见。

在结肠转位时，鉴别IBD更为困难。无论是Hartmann储袋炎合并临时/永远转位的肛周CD患者，或是回肛吻合重建前进行结肠次全切的UC患者都是如此。转位性结肠炎和IBD非常相似，抗生素或短链脂肪酸治疗可能对前者有效，能经验性帮助鉴别诊断。

病例思考题

1. 玛丽是一位45岁女性，有10年左半结肠型UC病史。下列陈述正确的是？

   A. 几乎所有以远端结肠炎起病的患者都会出现近端受累，10年后极有可能发展成为全结肠炎

   B. 至少三分之一远端结肠炎患者会向近端扩展

   C. 她仅有不到10%的可能出现近端结肠炎

2. 你安排了结肠镜检查，内镜提示直肠到脾曲有炎症，横结肠、升结肠均正常，阑尾口周边有轻度炎症。下列关于"盲肠斑"陈述正确的是？

   A. 远端结肠炎和盲肠斑的患者与全结肠炎病程相似，也应按照全结肠炎诊疗

   B. 盲肠斑与进行性病程无关

   C. 盲肠斑提示CD可能，因为其反映了"跳跃性疾病"

   D. 盲肠斑会增加结肠癌风险

3. 玛丽18岁的儿子主诉反复腹泻和腹部痉挛3个月。考虑到他的家族史和相关症状，医生建议完善结肠镜。但是他比较犹豫，并询问无创检查诊断UC的意义。下列哪项指标具有最佳的阴性预测值？

A. 正常C反应蛋白

B. 正常血红蛋白和白蛋白

C. 正常粪便钙卫蛋白

D. 正常IBD血清学7项

4. 下列哪个组织学特征不常见于慢性UC？

A. 隐窝结构紊乱

B. 局灶性活动性炎症

C. 黏蛋白缺失，表面糜烂

D. 隐窝脓肿

参考文献

1. Heuschen, U. A., Hinz, U., Allemeyer, E. H., *et al*. (2001) Backwash ileitis is strongly associated with colorectal carcinoma in ulcerative colitis. *Gastroenterology*, **120** (4), 841−847.

2. Truelove, S. C. and Witts, L. J. (1954) Cortisone in ulcerative colitis; preliminary report on a therapeutic trial. *British Medical Journal*, **ii** (4884), 375−378.

3. Langholz, E., Munkholm, P., Nielsen, O. H., *et al*. (1991) Incidence and prevalence of ulcerative colitis in Copenhagen county from 1962 to 1987. *Scandinavian Journal of Gastroenterology*, **26** (12), 1247−1256.

4. Moum, B., Ekbom, A., Vatn, M. H., *et al*. (1997) Clinical course during the 1st year after diagnosis in ulcerative colitis and Crohn's disease. Results of a large, prospective population-based study in southeastern Norway, 1990−93. *Scandinavian Journal of Gastroenterology*, **32** (10), 1005−1012.

5. Solberg, I. C., Lygren, I., Jahnsen, J., *et al*. (2009) Clinical course during the first 10 years of ulcerative colitis: results from a population-based inception cohort (IBSEN Study). *Scandinavian Journal of Gastroenterology*, **44** (4), 431−440.

6. Vermeire, S., Van Assche, G., and Rutgeerts, P. (2006) Laboratory markers in IBD: useful, magic, or unnecessary toys? *Gut*, **55** (3), 426−431.

7. Turner, D., Mack, D. R., Hyams, J., *et al*. (2011) C-reactive protein (CRP), erythrocyte sedimentation rate (ESR) or both? A systematic evaluation in pediatric ulcerative colitis. *Journal of Crohn's & Colitis*, **5** (5), 423−429.

8. Schoepfer, A. M., Beglinger, C., Straumann, A., *et al*. (2013) Fecal calprotectin more accurately reflects endoscopic activity of ulcerative colitis than the Lichtiger Index, C-reactive protein, platelets, hemoglobin, and blood leukocytes. *Inflammatory Bowel Diseases*, **19** (2), 332−341.

9. Lasson, A., Simren, M., Stotzer, P. O., *et al*. (2013) Fecal calprotectin levels predict the clinical course in patients with new onset of ulcerative colitis. *Inflammato-*

ry Bowel Diseases, **19**（3）, 576−581.

10. De Vos, M., Dewit, O., D'Haens, G., *et al.*（2012）Fast and sharp decrease in calprotectin predicts remission by infliximab in anti-TNF naive patients with ulcerative colitis. *Journal of Crohn's & Colitis*, **6**（5）, 557−562.

11. Travis, S., Satsangi, J., and Lemann, M.（2011）Predicting the need for colectomy in severe ulcerative colitis: a critical appraisal of clinical parameters and currently available biomarkers. *Gut*, **60**（1）, 3−9.

12. Eggena, M., Cohavy, O., Parseghian, M. H., *et al.*（2000）Identification of histone H1 as a cognate antigen of the ulcerative colitis-associated marker antibody pANCA. *Journal of Autoimmunity*, **14**（1）, 83−97.

13. Prideaux, L., De Cruz, P., Ng, S. C., and Kamm, M. A.（2012）Serological antibodies in inflammatory bowel disease: a systematic review. *Inflammatory Bowel Diseases*, **18**（7）, 1340−1355.

14. Joossens, S., Reinisch, W., Vermeire, S., *et al.*（2002）The value of serologic markers in indeterminate colitis: a prospective follow-up study. *Gastroenterology*, **122**（5）, 1242−1247.

15. Dendrinos, K. G., Becker, J. M., Stucchi, A. F., *et al.*（2006）Anti-*Saccharomyces cerevisiae* antibodies are associated with the development of postoperative fistulas following ileal pouch-anal anastomosis. *Journal of Gastrointestinal Surgery*, **10**（7）, 1060−1064.

16. Fleshner, P., Ippoliti, A., Dubinsky, M., *et al.*（2008）Both preoperative perinuclear antineutrophil cytoplasmic antibody and anti-CBir1 expression in ulcerative colitis patients influence pouchitis development after ileal pouch-anal anastomosis. *Clinical Gastroenterology and Hepatology*, **6**（5）, 561−568.

17. Fleshner, P. R., Vasiliauskas, E. A., Kam, L. Y., *et al.*（2001）High level perinuclear antineutrophil cytoplasmic antibody（pANCA）in ulcerative colitis patients before colectomy predicts the development of chronic pouchitis after ileal pouch-anal anastomosis. *Gut*, **49**（5）, 671−677.

18. Pineton de Chambrun, G., Peyrin-Biroulet, L., Lémann, M., and Colombel, J. F.（2010）Clinical implications of mucosal healing for the management of IBD. *Nature Reviews Gastroenterology & Hepatology*, **7**（1）, 15−29.

19. Travis, S. P., Schnell, D., Krzeski, P., *et al.*（2012）Developing an instrument to assess the endoscopic severity of ulcerative colitis: the Ulcerative Colitis Endoscopic Index of Severity（UCEIS）. *Gut*, **61**（4）, 535−542.

20. Samuel, S., Bruining, D. H., Loftus, E. V., Jr., *et al.*（2013）Validation of the ulcerative colitis colonoscopic index of severity and its correlation with disease activity measures. *Clinical Gastroenterology and Hepatology*, **11**（1）, 49−54. e1.

21. Travis, S. P., Schnell, D., Krzeski, P., *et al.*（2013）Reliability and initial validation of the Ulcerative Colitis Endoscopic Index of Severity. *Gastroenterology*, **145**（5）, 987−995.

22. Kovacs, M., Muller, K. E., Arato, A., *et al.*（2012）Diagnostic yield of

upper endoscopy in paediatric patients with Crohn's disease and ulcerative colitis. Subanalysis of the HUPIR registry. *Journal of Crohn's & Colitis*, **6** (1), 86-94.

23. Surawicz, C. M. and Belic, L. (1984) Rectal biopsy helps to distinguish acute self-limited colitis from idiopathic inflammatory bowel disease. *Gastroenterology*, **86** (1), 104-113.

24. Magro, F., Langner, C., Driessen, A., *et al.* (2013) European consensus on the histopathology of inflammatory bowel disease. *Journal of Crohn's & Colitis*, **7** (10), 827-851.

25. Riley, S. A., Mani, V., Goodman, M. J., *et al.* (1991) Microscopic activity in ulcerative colitis: what does it mean? *Gut*, **32** (2), 174-178.

26. Savoye-Collet, C., Roset, J. B., Koning, E., *et al.* (2012) Magnetic resonance colonography in severe attacks of ulcerative colitis. *European Radiology*, **22** (9), 1963-1971.

27. Ordás, I., Rimola, J., García-Bosch, O., *et al.* (2013) Diagnostic accuracy of magnetic resonance colonography for the evaluation of disease activity and severity in ulcerative colitis: a prospective study. *Gut*, **62** (11), 1566-1572.

28. Makharia, G. K., Srivastava, S., Das, P., *et al.* (2010) Clinical, endoscopic, and histological differentiations between Crohn's disease and intestinal tuberculosis. *American Journal of Gastroenterology*, **105** (3), 642-651.

29. Lee, S. K., Kim, B. K., Kim, T. I., and Kim, W. H. (2009) Differential diagnosis of intestinal Behcet's disease and Crohn's disease by colonoscopic findings. *Endoscopy*, **41** (1), 9-16.

30. Sinclair, T. S., Brunt, P. W., and Mowat, N. A. (1983) Nonspecific proctocolitis in northeastern Scotland: a community study. *Gastroenterology*, **85** (1), 1-11.

31. Byeon, J. S., Yang, S. K., Myung, S. J., *et al.* (2005) Clinical course of distal ulcerative colitis in relation to appendiceal orifice inflammation status. *Inflammatory Bowel Diseases*, **11** (4), 366-371.

思考题解析

1. 答案：B。在一项前瞻性研究中，在确诊10年时，至少三分之一远端结肠炎患者会向近端扩展。

2. 答案：B。盲肠斑见于3%～10%远端结肠炎患者，与进行性病程或结肠癌风险无关。

3. 答案：C。CRP和ESR同时正常可见于34%的轻度和5%～10%的中重度UC患者。因此轻症患者若上述指标正常，无法排除UC诊断。一项纳入228例UC患者和52名健康对照者的前瞻性研究显示，粪便钙卫蛋白（r＝0.821）与内镜下疾病活动度的相关性高于临床指标（r＝0.682）、CRP（r＝0.556）或血红蛋白（r＝－0.388）[8]。IBD血清学7项检查尚无诊断学证据，不应用于诊断或排除IBD。

4. 答案：B。消化道局灶性活动性炎症

更常见于CD，而UC更倾向为连续性炎症。

（柏小寅　译　杨　红　校）

4

炎症性肠病的肠外表现

临床要点

- 约1/3的炎症性肠病（IBD）患者存在肠外表现（EIMs）。这些肠外表现可在IBD诊断之前、同时或者之后出现。

- 外周关节和中轴型关节病变是IBD最常见的肠外表现。其中，外周关节炎通常与消化道病变的活动程度平行，而中轴型脊柱关节炎与消化道病变往往不平行。

- 代谢性骨病在IBD患者中很常见。对于有椎骨骨折病史的50岁以上男性，绝经后女性，长期糖皮质激素治疗，或合并性腺功能减退的病例，需通过双能X线吸收法（DEXA）筛查患者有无骨质疏松症。

- 约2%～4%的IBD患者可合并原发性硬化性胆管炎（PSC），这些

- 患者结直肠癌的发生风险更高。因此，这些患者应每年进行结肠镜检查。此外，胆管周围炎被认为可能是PSC最轻微的表型，而多达80%的IBD患者可能合并胆管周围炎。

- IBD患者出现静脉血栓栓塞症的风险升高，特别是在住院患者中更为明显。

- IBD的皮肤表现包括结节性红斑（EN）和坏疽性脓皮病（PG）。其中，EN可能是原发病活动的前兆。而PG是一种极具损伤性的并发症，与原发病活动缺乏明确的关系。

- IBD的眼部表现包括葡萄膜炎、巩膜炎和表层巩膜炎。这些眼部表现虽不常见，但可能造成严重损害，且通常与原发病活动相关。

　　炎症性肠病（IBD）的肠外表现很常见，约可见于三分之一的患者。这些肠外表现既可以与消化道病变同时出现，也可以先于肠病或者在肠病诊断之后才出现。有一些肠外表现与消化道病变平行，而另一些则与消化道病变的活动程度无关。一般来说，溃疡性结肠炎（UC）较克罗恩病（CD）更易合并肠外表现，而

在CD中，结肠受累的患者更常出现肠外表现。

表4.1   炎症性肠病主要的肠外表现

受累器官/系统	表　现
皮肤	结节性红斑，坏疽性脓皮病，坏死性血管炎，银屑病样皮损，皮肤克罗恩病，阿弗他溃疡（口腔）
肌肉骨骼	关节痛，关节病（中轴、外周），骨质疏松，缺血性骨坏死
肝胆系统	原发性硬化性胆管炎，自身免疫性肝炎，胆管周围炎，肉芽肿性肝炎，胆石症，脂肪肝
肾脏	肾结石（草酸钙）
眼	巩膜炎，表层巩膜炎，葡萄膜炎，视网膜血管阻塞性疾病
血液系统	缺铁性贫血，慢性病贫血，维生素B_{12}缺乏，静脉血栓栓塞症

关节炎与关节病

5%～20%的IBD患者会出现关节病变，这也是IBD最常见的肠外表现。它可以分为中轴关节病变和外周关节病变两大类。其中，外周关节病变根据受累关节的特点又可以进一步分为1型和2型。4%～8%的IBD患者存在1型外周关节病变，通常表现为非对称性的大关节炎（如肘、膝关节）、寡关节炎（即少于五个关节），且往往与消化道病变伴行[1]。2型外周关节病变常累及上肢的小关节，表现为对称性多关节炎，而关节病变的活动程度可能与消化道症状不平行。外周关节病变可合并其他的关节外表现，特别是结节性红斑（可与1型外周关节病变伴行）和葡萄膜炎（两种类型均可出现）[1, 2]。分别有33%、30%和26%的1型外周关节病变患者存在HLA-DRB1*0103、DRB*35和HLA-B27基因型，而2型外周关节病变则主要与HLA-B*44相关[3]。IBD患者的关节病变通常是非侵蚀性的，一般不会引起关节畸形。治疗的困难在于控制关节疼痛的抗炎药（如非甾体类抗炎药）本身可能诱发消化道病变的活动。短期使用选择性环氧化酶-2（COX-2）抑制剂一般不会引起消化道症状，是相对安全的选择。抗肿瘤坏死因子-α（抗TNF-α）生物制剂对IBD相关的外周关节病变具有很好的疗效。柳氮磺胺吡啶（其磺胺吡啶部分具有抗关节炎的作用）和甲氨蝶呤也是治疗关节病变的较好选择。

骶髂关节炎是一种局限性的中轴型关节炎，见于2%～32%的IBD患者。也

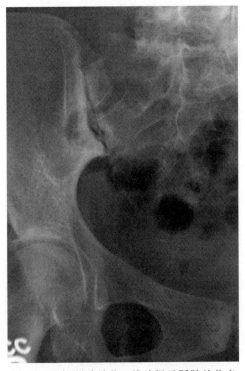

图4.1　右侧骶髂关节 X 线片提示骶髂关节炎

有部分患者仅在放射影像学检查中偶然发现骶髂关节炎的影像学改变（图4.1）[3]。腰骶部疼痛伴晨僵、活动后减轻是骶髂关节炎的典型表型。虽然多数情况下骶髂关节炎与原发病病情无关，但在部分患者中亦可与原发病活动平行[3]。骶髂关节炎还可能先于 IBD 出现。值得注意的是，尽管强直性脊柱炎（AS）常常合并不足以确诊 IBD 的亚临床肠道炎症表现，仍有 5% ～ 10% 的 AS 患者明确合并 IBD[4]。这类患者往往 HLA-B27 阳性，其 AS 的自然病程通常与 IBD 无关，并且可引起关节畸形，逐渐进展为驼背和腰椎生理性前凸消失。AS 可出现"方椎"、韧带骨赘等影像学表现，严重者椎体间形成骨桥导致相邻椎体联合，出现"竹节样脊柱"。当合并 IBD 时，AS 患者在治疗上也面临着和外周关节病变患者同样的困境：非甾体类抗炎药可能会加重 IBD，因此许多人无法长期应用。选择性 COX-2 抑制剂和间断使用麻醉镇痛药可减轻疼痛，而物理疗法则可以帮助保持脊柱的柔韧性。近期一些安慰剂对照临床研究观察了 TNF-α 单抗抑制剂在 AS 患者中的疗效。有一篇系统评价共纳入 9 项临床试验，其中 2 项使用英夫利昔单抗，5 项使用依那西普，2 项使用阿达木单抗。结果显示，TNF-α 抑制剂组在治疗 12 周时对 AS 的有效率较安慰剂组提高了 3 倍，且功能评分在 12 周时也有所改善，提示 TNF-α 抑制剂是治疗 IBD 相关 AS 的一种可选药物[5]。然而，需要注意的是，依那西普对治疗 IBD 本身无效。因此，如果需要同时治疗 IBD 和 AS，除依那西普外的其他 TNF-α 抑制剂可能是更好的选择。

代谢性骨病

多达半数的 IBD 患者合并代谢性骨病。其中 CD 患者发生腰椎和股骨骨质疏松的风险增高[6]。一些原发病相关的因素可能增加患者骨密度降低的风险，例如钙和维生素D吸收不良、消化道症状导致进食减少以及持续炎症性消耗引起的营养不良、体育活动减少、维生素D缺乏、糖皮质激素以及切除小肠引起的吸收功能减低等。其中，回肠受累或合并原发性硬化性胆管炎（PSC）的患者更易出现脂溶性维生素吸收不良，从而更易合并代谢性骨病。TNF-α等炎症因子也可以通过激活破骨细胞促进骨吸收。此外，与原发病无关的因素，如年龄、绝经后状态、低体重指数和吸烟等，也会引起骨密度降低。而IBD患者骨密度降低如此常见，是否意味着骨折风险增高呢？目前该领域的研究结果并不一致，尚无定论。多项研究发现，IBD与骨折风险增加相关[7~9]；而另一些研究则没有发现这种关联[10~13]。美国胃肠病学协会的指南建议对具有以下一种或多种危险因素的IBD患者通过双能X线吸收法（DEXA）进行骨密度筛查：椎骨骨折病史、50岁以上男性、绝经后女性、长期糖皮质激素治疗，或合并性腺功能减退[14]。IBD患者骨质疏松症与骨量减少的治疗与普通人群类似（表4.2）[15]。

表4.2 对于炎性肠病患者骨质疏松症筛查和治疗的建议

建议对所有≥1个以下危险因素的患者进行DEXA筛查。对于筛查结果正常的患者，应每2～3年重复1次筛查。

　椎骨骨折病史

　50岁以上的男性

　绝经后女性

　长期糖皮质激素治疗

　性腺功能减退

骨质疏松的治疗

药物治疗

　钙和维生素D制剂补充

　双膦酸盐

　降钙素

　重组甲状旁腺激素（PTH）

非药物治疗

　负重运动

　戒烟

　限制酒精摄入

　尽量减少糖皮质激素用量

皮肤表现

IBD最常见的两种皮肤表现是结节性红斑（EN）（图4.2）和坏疽性脓皮病（PG）（图4.3）。PG在UC患者中的发生率约为1%～5%，在CD患者中稍低且与结肠受累存在相关性。皮损初期通常表现为下肢伴有底部坏死的溃疡，溃疡可以变大、变深，形成破坏性的皮损，愈合后遗留永久性瘢痕。在约半数的患者中，PG与原发病的活动程度平行。皮损容易发生在曾出现创面的部位，如造口周围。PG可通过临床表现诊断，溃疡边缘部位的活检病理如果发现毛囊炎和密集的中性粒细胞浸润则进一步支持诊断。

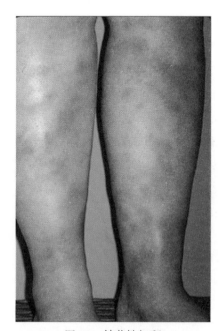

图4.2　结节性红斑

图片来源：William D.James，宾夕法尼亚大学。

PG的治疗包括局部伤口护理，轻症患者可以在局部或病灶内应用糖皮质激素。对于严重的或难治性患者，可能需要全身应用糖皮质激素、免疫调节剂、环孢素或TNF-α抑制剂进行治疗。其中，TNF-α抑制剂治疗PG似乎非常有效[16]。PG还可能发生在有外伤的部位，尤其是在腹部手术后或在造口周围出现，这种情况下的治疗与其他部位类似。在进行瘘口部位修复时，PG可能会复发。

EN更常见于CD，表现为下肢的红斑样结节，好发于胫前区，常与原发病的活动程度平行，甚至可以在肠道症状复发之前出现。原发病治疗对EN亦有效。

尽管TNF-α抑制剂本身是特发性银屑病的有效治疗方法，但有些接受TNF-α抑制剂治疗的IBD患者可能会

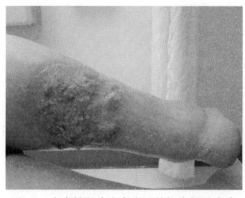

图4.3　炎症性肠病患者出现的坏疽性脓皮病

出现反常的免疫激活，反而引起银屑病样皮损[17, 18]。这种反常效应的潜在机制尚不清楚，推测可能是因为在银屑病发生时，早期浸润皮肤的浆细胞样树突状细胞不受控制地产生干扰素α。TNF-α抑制剂诱导的银屑病样皮损在女性中更为常见（70%），掌跖（43%）和头皮（42%）是最常见的受累部位[17]。在一项120例病例系列研究中，41%的患者局部治疗有效，而43%的患者需要减停诱发皮损的药物才能好转。此外，在尝试第二种TNF-α抑制剂治疗的患者中，约半数出现皮损复发[17]。

肝胆系统表现

2%～4%的UC患者合并原发性硬化性胆管炎（PSC），CD患者中的比例略低。值得注意的是，50%～80%的患者可出现碱性磷酸酶的轻度升高，提示可能存在胆管周围炎，而这正是PSC最轻微的临床表现。相比之下，约80%的PSC患者可能合并IBD，主要是UC。这些患者大部分没有明显的消化道症状，但发生结肠癌的风险增高。因此，对于确诊PSC的患者，即使没有消化道症状，仍然建议完善结肠镜检查。虽然吸烟会增加UC的风险，但对于PSC似乎具有保护作用。近年来，全基因组关联研究（GWAS）发现了几个与PSC相关的基因座，包括6p21染色体上的人类白细胞抗原（HLA）和13q31染色体上的rs9524260，两个UC基因座（2q35和3p21）亦被发现与PSC相关，提示两者存在共同的遗传风险[20]。

大多数PSC患者存在血清碱性磷酸酶升高，而对于碱性磷酸酶持续升高的患者应进一步评估是否合并PSC。通常来说，磁共振胰胆管成像（MRCP）即可诊断PSC，而内镜下逆行胰胆管造影（ERCP）目前仅用于治疗，例如存在明显胆管狭窄或怀疑胆管癌的患者（图4.4）。在极少数情况下，特别是当仅有小胆管受累时，影像学检查难以发现，可能需要肝活检才能明确诊断。PSC患者肝脏组织学的经典表现包括胆管周围

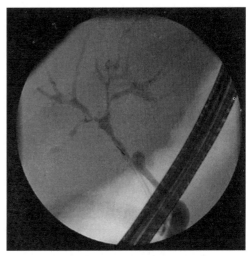

图4.4　PSC患者的ERCP显示肝内胆管呈串珠样扩张

炎症、纤维化和胆管闭塞，呈"洋葱皮"样外观。PSC可导致胆道狭窄和胆管炎，其中胆道狭窄可通过球囊扩张或置入支架治疗。PSC还可引起进行性肝纤维化、肝硬化和门脉高压，最终需要肝移植治疗。

当PSC合并IBD时，无论是UC还是CD，绝大部分为全结肠受累，回肠受累较少发生，自然病程也比普通IBD患者更轻[21]。近年来，有研究发现，PSC较轻的患者可能存在更严重的肠病以及更高的结肠切除率，而PSC较重需要肝移植的患者肠病却往往较轻[22]。合并PSC的患者行全结肠切除并回肠储袋肛管吻合术（IPAA）时，储袋炎的发生风险增加[22]。PSC和IBD的出现可能并不同时，部分PSC患者在肝移植后才出现肠病，而在一些IBD的患者中，结肠切除术后PSC才表现出来[22]。PSC患者出现结直肠癌的风险会明显升高[23, 24]，因此需要每年行结肠镜检查。而这种高风险即使在肝移植后依然存在，因此，仍应继续对这些PSC患者进行结肠镜筛查[25]。熊去氧胆酸（UDCA）在PSC中的治疗作用存在争议：较早的病例对照研究认为每天13mg/kg剂量的UDCA具有化学保护作用[26]。然而，另一项研究发现，较高剂量的UDCA（每天28～30mg/kg）反而使得肝脏病变进展和增加结直肠肿瘤发生的风险[27]。

IBD患者还可能出现其他肝胆系病变，包括肝脂肪变性、脂肪性肝炎和胆石症。应用硫唑嘌呤、甲氨蝶呤或抗生素的患者可能出现药物性肝损伤。虽然罕见，但亦有TNF-α抑制剂治疗引起肝损伤的病例报道[28]。CD患者回肠受累时，胆固醇结石和色素性胆结石的风险都会增加。胆汁酸吸收不良和丢失会导致肝脏分泌胆汁酸减少以及胆汁过饱和，从而形成胆固醇结石。另一方面，胆汁酸吸收不良会使得结肠中的非结合胆红素溶解，于是更多的非结合胆红素被重吸收并转运至肝脏，从而导致色素性胆结石的形成[29]。

眼部表现

多达10%的IBD患者会出现眼部表现，常见的表现包括巩膜炎、表层巩膜炎、葡萄膜炎和虹膜炎，少见的表现包括视神经病变、血管闭塞现象、后脉络膜炎，血管炎和视网膜内出血[30]。还有一些与治疗相关的眼部病变，例如糖皮质激素导致的青光眼和白内障等。眼部表现与其他肠外表现一样，也可与肠病或关节症状同时发生，临床上主要表现为眼睛发红、视物模糊、眼部疼痛、畏光和头痛。诊断依靠临床表现和裂隙灯眼科检查。少数患者由于反复炎症可能引起永久性视觉损伤，但这种情况很少见。一些眼部表现如表层巩膜炎，可与肠道原发病平行，且针对原发病的治疗或局部的糖皮质激素治疗有效。更为严重的巩膜炎则恰恰相反，与肠道原发病是否活动无关。葡萄膜炎表现为眼部发红和畏光，在部分患者中可与肠道症状及关节症状平行，但在大多数患者中与二者无关，甚至可能在IBD诊断之前就已出现（图4.5）。葡萄膜炎的治疗包括局部应用糖皮质激素、散瞳剂，偶尔可能需要使用全身性糖皮质激素。病例系列研究表明，TNF-α单抗，生物制剂和全身免疫抑制治疗对葡萄膜炎效果良好[31, 32]。

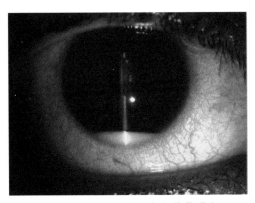

图4.5 炎症性肠病患者的葡萄膜炎

肾脏并发症

IBD最常见的肾脏并发症是肾结石。肾结石在普通人群中约5%，而IBD患者中高达12% ～ 28%。其中CD患者，尤其回结肠受累者，肾结石风险更高[33]。CD患者最常见的结石类型是草酸钙。草酸盐一般与钙离子螯合，而当回肠病变或回肠切除术引起胆汁盐和脂肪吸收不良时，消化道里的钙与游离脂肪酸结合增加，导致肠道中的游离草酸盐水平升高。而这些草酸盐在结肠中被吸收，使得血清草酸盐水平升高，草酸经肾排泄增多，从而形成草酸盐结石。可以通过口服补钙和低草酸盐饮食预防草酸盐结石。IBD患者第二常见的结石类型是尿酸结石，通常发生在容量不足，特别是回肠造口术后的患者，可通过口服枸橼酸钾碱化尿液来预防。

当慢性炎症引起淀粉样变性时，患者可出现蛋白尿和肾功能不全。针对原发病的治疗很难通过炎症控制延缓肾脏病变的进展。另一方面，某些原发病治疗药物也存在肾脏毒性。众所周知，5-氨基水杨酸盐的少见副作用之一就是间质性肾炎。因此，应用这类药物的患者应每年进行血清肌酐检测和尿蛋白的检查。此外，环孢素和他克莫司也可引起剂量依赖性肾损害。其他药物（如硫唑嘌呤）在严重肾衰竭的患者中可能需要减量。

血栓栓塞与心血管并发症

IBD是公认的静脉血栓栓塞症（VTE）危险因素[34～36]。一项大型队列研究发现，IBD患者出现所有类型VTE和无明显诱因VTE的风险均较普通人群升高了两倍。其中，年轻患者和非卧床患者的相对风险较高，而住院患者中VTE的绝对风险最高[34]。因此，除非存在强烈的禁忌证，否则所有住院的IBD患者均应接受预防性抗凝治疗。即使在轻到中度消化道出血的患者中，预防性抗凝的耐受性仍较好。遗传性易栓症在IBD患者中并不比在普通人群中更多见，因此不是引起VTE高风险的原因。原发病活动的患者无论住院与否，VTE的风险都会增加[36,37]，因此持续的炎症可能才是VTE高风险的重要驱动因素[36]。IBD患者主要的VTE事件包括深静脉血栓和肺栓塞，而少见部位的血栓，如肠系膜静脉或门静脉血栓形成，也可能发生。这类患者即使存在消化道显性出血，预防性抗凝也是较为安全的。治疗方面，IBD患者的VTE与普通人群相似，但是由于IBD的高凝倾向，最佳的抗凝疗程尚无定论。目前认为，出院后继续常规抗凝[38]或在原发病活动时常规加用预防性抗凝在成本效益方面并无优势[39]。

IBD发生动脉血栓栓塞的风险尚不明确。在特定的IBD患者中，心血管疾病的风险似乎有所增加。最近的一项荟萃分析发现，IBD在女性和年轻患者中可增加脑血管意外和缺血性心脏病的风险。

病例思考题

1. Michael，25岁男性，溃疡性结肠炎全结肠型患者，目前服用美沙拉嗪4.8g/d。近5个月，他开始出现腰痛伴晨僵，活动后可减轻。他每天坚持慢跑5千米，而跑步并不会加重疼痛。完善腰椎X线平片，提示骶髂关节炎。

以下哪一项是正确的？
A. 骶髂关节炎引起的腰痛与IBD活动密切相关
B. 骶髂关节炎通常与IBD活动无关
C. 几乎所有出现骶髂关节炎的IBD患者都将发展为强直性脊

柱炎

D. 合并骶髂关节炎的IBD患者更
易出现NOD2阳性

2. 下列哪种治疗对发生在炎症性肠
病患者造口周围的坏疽性脓皮病
无效？

A. 局部外用糖皮质激素

B. 口服环孢素

C. 抗TNF-α单抗生物制剂

D. 口服美沙拉嗪

3. 对合并PSC的炎症性肠病患者，应
多久进行1次结直肠肿瘤的筛查？

A. 自确诊后需要每年进行结肠镜
检查

B. 每年进行便潜血筛查，每2年进
行1次结肠镜检查

C. 每5年进行1次结肠镜检查

D. 从确诊后第8年开始，每年进行
结肠镜检查

4. Mark，63岁男性，难治性溃疡性结
肠炎病史。10年前行全结肠直肠切
除＋末段回肠造口术。请问其最有
可能出现以下哪种类型的肾结石？

A. 草酸钙结石

B. 尿酸结石

C. 磷酸铵镁结石

D. 胱氨酸结石

参考文献

1. Atzeni, F., Defendenti, C., Ditto, M. C.,
et al. (2014) Rheumatic manifestations in
inflammatory bowel disease. *Autoimmunity
Reviews*, **13**(1), 20−23.

2. Orchard, T. R., Wordsworth, B. P.,
and Jewell, D. P. (1998) Peripheral ar-
thropathies in inflammatory bowel disease:
their articular distribution and natural histo-
ry. *Gut*, **42**(3), 387−391.

3. Orchard, T. R., Thiyagaraja, S., Welsh, K.
I., et al. (2000) Clinical phenotype is
related to HLA genotype in the peripheral
arthropathies of inflammatory bowel disease.
Gastroenterology, **118**(2), 274−278.

4. Rudwaleit, M. and Baeten, D. (2006)
Ankylosing spondylitis and bowel disease.
*Best Practice & Research. Clinical Rheu-

matology*, **20**(3), 451−471.

5. McLeod, C., Bagust, A., Boland, A.,
et al. (2007) Adalimumab, etanercept
and infliximab for the treatment of anky-
losing spondylitis: a systematic review and
economic evaluation. *Health Technology
Assessment*, **11**(28), 1−158, iii−iv.

6. Targownik, L. E., Bernstein, C. N.,
Nugent, Z., and Leslie, W. D. (2013)
Inflammatory bowel disease has a small
effect on bone mineral density and risk for
osteoporosis. *Clinical Gastroenterology and
Hepatology*, **11**(3), 278−285.

7. Vazquez, M. A., Lopez, E., Montoya,
M. J., et al. (2012) Vertebral fractures
in patients with inflammatory bowel disease
compared with a healthy population: a pro-

spective case-control study. *BMC Gastroen-terology*, **12**, 47.

8. Weiss, R. J., Wick, M. C., Ackermann, P. W., and Montgomery, S. M. (2010) Increased fracture risk in patients with rheumatic disorders and other inflammatory diseases-a case-control study with 53,108 patients with fracture. *Journal of Rheumatology*, **37** (11), 2247−2250.

9. Vestergaard, P., Krogh, K., Rejnmark, L., *et al*. (2000) Fracture risk is increased in Crohn's disease, but not in ulcerative colitis. *Gut*, **46** (2), 176−181.

10. Targownik, L. E., Bernstein, C. N., Nugent, Z., *et al*. (2013) Inflammatory bowel disease and the risk of fracture after controlling for FRAX. *Journal of Bone and Mineral Research*, **28** (5), 1007−1013.

11. Kappelman, M. D., Galanko, J. A., Porter, C. Q., and Sandler, R. S. (2011) Risk of diagnosed fractures in children with inflammatory bowel diseases. *Inflammatory Bowel Diseases*, **17** (5), 1125−1130.

12. Loftus, E. V., Jr., Crowson, C. S., Sandborn, W. J., *et al*. (2002) Long-term fracture risk in patients with Crohn's disease: a population-based study in Olmsted County, Minnesota. *Gastroenterology*, **123** (2), 468−475.

13. Loftus, E. V., Jr., Achenbach, S. J., Sandborn, W. J., *et al*. (2003) Risk of fracture in ulcerative colitis: a population-based study from Olmsted County, Minnesota. *Clinical Gastroenterology and Hepatology*, **1** (6), 465−473.

14. American Gastroenterological Association (2003) American Gastroenterological

Association medical position statement: guidelines on osteoporosis in gastrointestinal diseases. *Gastroenterology*, **124** (3), 791−794.

15. Melek, J. and Sakuraba, A. (2014) Efficacy and safety of medical therapy for low bone-mineral density in patients with inflammatory bowel disease: a meta-analysis and systematic review. *Clinical Gastroenterology and Hepatology*, **12** (1), 32−44. e5.

16. Agarwal, A. and Andrews, J. M. (2013) Systematic review: IBD-associated pyoderma gangrenosum in the biologic era, the response to therapy. *Alimentary Pharmacology & Therapeutics*, **38** (6), 563−572.

17. Cullen, G., Kroshinsky, D., Cheifetz, A. S., and Korzenik, J. R. (2011) Psoriasis associated with anti-tumour necrosis factor therapy in inflammatory bowel disease: a new series and a review of 120 cases from the literature. *Alimentary Pharmacology & Therapeutics*, **34** (11−12), 1318−1327.

18. Rahier, J. F., Buche, S., Peyrin-Biroulet, L., *et al*. (2010) Severe skin lesions cause patients with inflammatory bowel disease to discontinue anti-tumor necrosis factor therapy. *Clinical Gastroenterology and Hepatology*, **8** (12), 1048−1055.

19. de Gannes, G. C., Ghoreishi, M., Pope, J., *et al*. (2007) Psoriasis and pustular dermatitis triggered by TNF-α inhibitors in patients with rheumatologic conditions. *Archives of Dermatology*, **143** (2), 223−231.

20. Karlsen, T. H., Franke, A., Melum, E., *et al.* (2010) Genome-wide association analysis in primary sclerosing cholangitis. *Gastroenterology*, **138** (3), 1102–1111.

21. Loftus, E. V., Jr., Harewood, G. C., Loftus, C. G., *et al.* (2005) PSC-IBD: a unique form of inflammatory bowel disease associated with primary sclerosing cholangitis. *Gut*, **54** (1), 91–96.

22. Eaton, J. E., Talwalkar, J. A., Lazaridis, K. N., *et al.* (2013) Pathogenesis of primary sclerosing cholangitis and advances in diagnosis and management. *Gastroenterology*, **145** (3), 521–536.

23. Loftus, E. V., Jr. (2006) Epidemiology and risk factors for colorectal dysplasia and cancer in ulcerative colitis. *Gastroenterology Clinics of North America*, **35** (3), 517–531.

24. Jess, T., Loftus, E. V., Jr., Velayos, F. S., *et al.* (2007) Risk factors for colorectal neoplasia in inflammatory bowel disease: a nested case-control study from Copenhagen county, Denmark and Olmsted county, Minnesota. *American Journal of Gastroenterology*, **102** (4), 829–836.

25. Singh, S., Varayil, J. E., Loftus, E. V., Jr., and Talwalkar, J. A. (2013) Incidence of colorectal cancer after liver transplantation for primary sclerosing cholangitis: a systematic review and meta-analysis. *Liver Transplantation*, **19** (12), 1361–1369.

26. Pardi, D. S., Loftus, E. V., Jr., Kremers, W. K., *et al.* (2003) Ursodeoxycholic acid as a chemopreventive agent in patients with ulcerative colitis and primary sclerosing cholangitis. *Gastroenterology*, **124** (4), 889–893.

27. Eaton, J. E., Silveira, M. G., Pardi, D. S., *et al.* (2011) High-dose ursodeoxycholic acid is associated with the development of colorectal neoplasia in patients with ulcerative colitis and primary sclerosing cholangitis. *American Journal of Gastroenterology*, **106** (9), 1638–1645.

28. Sokolove, J., Strand, V., Greenberg, J. D., *et al.* (2010) Risk of elevated liver enzymes associated with TNF inhibitor utilisation in patients with rheumatoid arthritis. *Annals of the Rheumatic Diseases*, **69** (9), 1612–1617.

29. Stinton, L. M. and Shaffer, E. A. (2012) Epidemiology of gallbladder disease: cholelithiasis and cancer. *Gut Liver*, **6** (2), 172–187.

30. Calvo, P. and Pablo, L. (2013) Managing IBD outside the gut: ocular manifestations. *Digestive Diseases*, **31** (2), 229–232.

31. Kruh, J. N., Yang, P., Suelves, A. M., and Foster, C. S. (2014) Infliximab for the treatment of refractory noninfectious uveitis: a study of 88 patients with long-term follow-up. *Ophthalmology*, **121** (1), 358–364.

32. Murphy, C. C., Ayliffe, W. H., Booth, A., *et al.* (2004) Tumor necrosis factor alpha blockade with infliximab for refractory uveitis and scleritis. *Ophthalmology*, **111** (2), 352–356.

33. Oikonomou, K., Kapsoritakis, A., Eleftheriadis, T., *et al.* (2011) Renal manifestations and complications of in-

flammatory bowel disease. *Inflammatory Bowel Diseases*，**17**（4），1034−1045.

34. Kappelman，M. D.，Horvath-Puho，E.，Sandler，R. S.，*et al.*（2011）Thromboembolic risk among Danish children and adults with inflammatory bowel diseases：a population-based nationwide study. *Gut*，**60**（7），937−943.

35. Bernstein，C. N.，Blanchard，J. F.，Houston，D. S.，and Wajda，A.（2001）The incidence of deep venous thrombosis and pulmonary embolism among patients with inflammatory bowel disease：a population-based cohort study. *Thrombosis and Haemostasis*，**85**（3），430−434.

36. Grainge，M. J.，West，J.，and Card，T. R.（2010）Venous thromboembolism during active disease and remission in inflammatory bowel disease：a cohort study. *Lancet*，

375（9715），657−663.

37. Murthy，S. K. and Nguyen，G. C.（2011）Venous thromboembolism in inflammatory bowel disease：an epidemiological review. *American Journal of Gastroenterology*，**106**（4），713−718.

38. Nguyen，G. C. and Bernstein，C. N.（2013）Duration of anticoagulation for the management of venous thromboembolism in inflammatory bowel disease：a decision analysis. *American Journal of Gastroenterology*，**108**（9），1486−1495.

39. Nguyen，G. C. and Sharma，S.（2013）Feasibility of venous thromboembolism prophylaxis during inflammatory bowel disease flares in the outpatient setting：a decision analysis. *Inflammatory Bowel Diseases*，**19**（10），2182−2189.

思考题解析

1. 答案：B。骶髂关节炎可见于2%～32%的IBD患者，表现为腰痛伴晨僵，活动后可减轻。在大多数情况下，骶髂关节炎与肠道原发病的活动程度并不平行[4]。相反，累及大关节（如肘关节、膝关节）的1型外周关节炎往往与肠道原发病平行。

2. 答案：D。坏疽性脓皮病见于1%～5%的IBD患者，通常表现为坏死性基底的溃疡并呈破坏性皮损。治疗首选局部或病灶内应用糖皮质激素以及伤口护理。在难治性患者中，可能需要使用抗TNF-α单抗生物制剂、全身糖皮质激素或环孢素进行治疗。尚无美沙拉嗪及其衍生物治疗的证据。

3. 答案：A。与没有PSC的患者相比，合并PSC的溃疡性结肠炎患者结直肠癌风险增加[23，24]，应从诊断之时开始接受每年1次的结肠镜检查，而且这种高风险即使在肝移植后依然存在，因此，仍应继续对这些患者进行肠镜监测[25]。

4. 答案：B。回肠造口术后的患者更容易出现容量减少，从而形成尿酸结石。可以通过口服枸橼酸钾碱化尿液进行预防。相反，回肠受累的CD患者由于胆汁盐和脂肪吸收不良，更有可能形成草酸钙结石（前提是作为草酸钙吸收部位的结肠是完整的）。

（施 文 译 李景南 校）

第二部分
治疗药物

5

5-氨基水杨酸

> **临床要点**
>
> - 5-氨基水杨酸（5-ASA）无论口服和局部制剂均可用于治疗炎症性肠病（IBD）。除药物剂量和给药频率之外，与5-ASA偶联的基团也会影响药物的吸收和作用方式。
> - 每天服用2.4～4.8g美沙拉嗪或等效剂量的氨基水杨酸制剂对于轻至中度溃疡性结肠炎（UC）可有效地诱导缓解。
>
> - 5-ASA在中重度UC中的疗效存在剂量相关性，每天4.8g美沙拉嗪疗效更为显著，而对于轻度UC每天2g或更大剂量疗效可能并没有差别。
> - 有数据显示，氨基水杨酸制剂对克罗恩病（CD）的诱导缓解及维持治疗作用均有限。

　　氨基水杨酸是第一种被证明对溃疡性结肠炎（UC）有效的药物。而这类药物中第一种被发现的是柳氮磺胺吡啶，它是抗生素磺胺吡啶和抗炎药5-氨基水杨酸（5-ASA）的复合物。不过人们很快就发现，治疗UC的活性成分不是磺胺吡啶，而是5-ASA。随后，几种5-ASA制剂被先后开发，他们通过不同机制使有效成分在消化道不同部位释放，从而发挥作用。5-ASA主要在结肠局部发挥疗效，仅有不到三分之一被吸收进入血液循环。像柳氮磺胺吡啶，就是通过在结肠被细菌的偶氮还原酶分解为5-ASA和磺胺吡啶从而发挥疗效的。目前认为，5-ASA治疗UC的机制可能来自于几个方面。5-ASA可通过抑制肿瘤坏死因子α（TNF-α）与其受体结合，从而切断白细胞介素-1、TNF-α及其下游的信号通路[1-4]。5-ASA还可激活结肠上皮中的过氧化物酶体增殖物激活受体（PPAR），并通过花生四烯酸途径抑制前列腺素E2的产生。此外，5-ASA还可以清除自由基[4]。

　　目前5-ASA有口服和局部制剂。由于很少吸收入血，口服制剂的功效主要取决于能否在病变局部达到足够的黏膜内浓度。口服制剂可用于治疗全结肠炎和远端结直肠炎，而经肛局部制剂仅用于治疗远端病变。欧洲和美国有几种不同的5-ASA制剂，其推荐剂量和优势有所不同。现有的5-ASA制剂推荐剂量、药物规格、活性成分释放机制与释放部位各有差别（表5.1）。如前所述，柳氮磺胺吡啶由一个5-ASA分子通过偶氮键与磺胺吡啶连接，在结肠被细菌的偶氮还原酶裂解并释放5-ASA，因此仅适用于结肠病变。亚沙可（Asacol，美沙拉嗪缓释片）由封闭在肠溶衣薄膜（Eudragit-S）中的5-ASA组成，在pH≥7时（即在末段回肠和结肠）释放。Lialda在此基础上采用了多基质释放系统，每天给药1次即可。奥沙拉嗪（Olsalazine）由两个5-ASA分子通过偶氮键连接组成，在远端小肠和结肠中释放。巴沙拉嗪（Balsalazide）由5-ASA与惰性载体连接组成，在右半结肠释放。而颇得斯安（Pentasa）采用乙基纤维素包衣颗粒，会在pH≥6时释放5-ASA，其在小肠中约释放有效药物剂量的1/2，因此可用于治疗小肠病变。

表5.1　5-ASA制剂及其特征

药　物	成　　分	规格（mg/剂）	常用剂量	释放部位
柳氮磺胺吡啶	5-ASA＋磺胺吡啶	500	2～6g/d 分3～4次服用	结肠
Asacol Delzicol	5-ASA封闭在肠溶衣薄膜Eudragit-S中，pH≥7时释放	400	2.4～4.8g/d 分1～2次服用	末段回肠，结肠
Asacol HD	5-ASA封闭在肠溶衣薄膜Eudragit-S中，pH≥7时释放	800	2.4～4.8g/d 分1～2次服用	末段回肠，结肠
Lialda	5-ASA封闭在肠溶衣薄膜Eudragit-S和多基质系统中，pH≥7时释放	1200	2.4～4.8g/d 分1～2次服用	末段回肠，结肠
Apriso	5-ASA封闭在肠溶衣薄膜Eudragit-L中，pH≥7时释放，多聚基质核心控制药物在全结肠缓慢释放	375	1.5g/d 顿服	回结肠
颇得斯安	具有湿敏乙基纤维素涂层的微粒	250，500	3～4g/d 分2～4次服用	十二指肠，空肠，回肠，结肠
奥沙拉嗪	两个5-ASA分子通过偶氮键连接	250	1～2g/d 分2次服用	结肠
巴沙拉嗪	5-ASA与惰性载体连接	750	6.75g/d 分2～3次服用	结肠

在溃疡性结肠炎中的疗效

氨基水杨酸对UC疗效的证据大多来自轻至中度的UC患者，其已被证明在诱导缓解和维持治疗中均有效。1942年Sulftz首次报道了柳氮磺胺吡啶在UC中的疗效[5]。后续的随机对照试验（RCT）进一步证实了柳氮磺胺吡啶治疗轻至中度UC诱导缓解有效。而在直肠受累的UC患者中，局部使用柳氮磺胺吡啶（每天3g灌肠）也是有效的。柳氮磺胺吡啶如经口服用，通常的剂量为每天1～4g，一般不超过6g。口服糖皮质激素起效比柳氮磺胺吡啶更快且更加有效。

美沙拉嗪对UC的诱导缓解和维持缓解均有效[6]。对11项RCT研究进行的荟萃分析显示，经过8周的治疗，美沙拉嗪组的缓解率达到了60%，而安慰剂组仅有20%。该研究共纳入了1722名使用美沙拉嗪的患者，与安慰剂组相比，美沙拉嗪组治疗失败未到达缓解的比例更低［相对风险（RR）0.79，95%置信区间（CI）0.71～0.88］。美沙拉嗪的疗效与柳氮磺胺吡啶和其他氨基水杨酸类药物相当，提示氨基水杨酸作为一大类药物，在等效剂量下每种药物的疗效大致相当，因此，当某种氨基水杨酸药物疗效欠佳时，改用另一种氨基水杨酸药物的获益可能非常有限[7]。用于诱导缓解的美沙拉嗪标准剂量为每天2.4～4.8g。对于轻度UC，这两种剂量疗效相当，而对于中度UC，较高剂量可能带来更多获益。ASCEND I试验纳入了301例轻至中度UC患者，将他们随机分为每天2.4g或4.8g组，在6周时，2.4g组总体改善（定义为临床缓解或治疗有效）率为51%，4.8g组总体改善率为56%，两者无显著性差异。然而，在中度UC患者中，4.8g组的患者中有72%对治疗有反应，而在2.4g组仅有57%（图5.1）[8]。另一项RCT也证实了这一点[9]。每天1次缓释制剂与常规方案给药的疗效相当，而每天1次给药可以改善患者的依从性[10]。其他5-ASA制剂在UC中的疗效也有研究。其中，每天1~2g的奥沙拉嗪和每天6.75g的巴沙拉嗪与美沙拉嗪或柳氮磺胺吡啶的疗效相似。

5-ASA的经肛制剂包括栓剂、泡沫灌肠剂和液体灌肠剂。美沙拉嗪栓剂的常用剂量为每天1g，而灌肠剂配方则是每天4g。直肠栓剂可在直肠远端15~20cm范围内达到合适的腔内5-ASA浓度，而灌肠制剂则可达到脾曲水平。对于仅有远端结肠受累的患者，5-ASA经肛制剂比糖皮质激素经肛治疗更有效。在孤立性直肠炎或仅有直乙受累的患者中，5-ASA经肛制剂的疗效可能比口服5-ASA更好，且起效更快[11, 12]。

然而，氨基水杨酸对重度结肠炎无效。由于可能存在加重结肠炎的情况，因

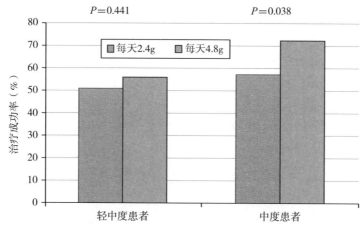

图5.1 轻至中度 UC 患者对口服美沙拉嗪缓释剂的剂量反应（4.8g/d *vs* 2.4g/d）
改编自 Hanauer 等，2007[8]。

此在重症患者中通常选择停用 5-ASA，尤其是近期刚开始加用 5-ASA 的患者。在重症患者中，经肛应用 5-ASA 制剂的耐受性可能不如经肛应用糖皮质激素。

在克罗恩病中的疗效

与 UC 相比，支持氨基水杨酸治疗克罗恩病（CD）的研究数据非常少。在美国 CD 合作研究（NCCDS）中，患者被随机分为柳氮磺胺吡啶组、硫唑嘌呤组和泼尼松治疗组。在 4 个月时，与安慰剂组相比，柳氮磺胺吡啶组的治疗效果更好[13]，但获益仅限于结肠或回结肠受累的患者，孤立性回肠病变者并没有获益。欧洲 CD 合作研究（ECCDS）进一步证实了该结果：柳氮磺胺吡啶在 CD 结肠受累的患者中疗效优于安慰剂，但在所有患者中疗效均劣于泼尼松[14]。柳氮磺胺吡啶仅对结肠受累的 CD 有效，这可能是由于活性成分 5-ASA 需要结肠细菌的偶氮还原酶才能释放。7 项安慰剂对照临床试验共纳入了 647 位轻至中度 CD 患者并研究了美沙拉嗪制剂在这些患者中的疗效。对这些研究进行荟萃分析发现，对于病情活动的 CD 患者，美沙拉嗪诱导缓解的有效率与安慰剂并无差异。还有多项临床试验针对糖皮质激素诱导缓解后的 CD 患者进行研究，大多数试验结果提示美沙拉嗪对这些患者的维持缓解无效，或仅有微弱的效果。两项临床试验发现，柳氮磺胺吡啶对预防 CD 复发无效（RR 0.98，95%CI 0.82～1.17）[15]。而在另外 11 项共纳入 1753 名 CD 患者的随机临床试验中，美沙拉嗪组的复发率较安慰剂组略有降低（美沙拉嗪组 53%，安慰剂组 57%；RR

0.94，95%CI 0.87 ~ 1.01）。

安全性

柳氮磺胺吡啶的副作用很常见，在每天用量4g的患者中，约1/3会出现药物相关副作用。与其他类型的氨基水杨酸制剂不同，柳氮磺胺吡啶的副作用可能存在剂量相关性。常见的不良反应包括恶心、呕吐、腹痛、头痛、皮疹、发热、肝酶异常等，较少见的不良反应包括再生障碍性贫血、白细胞计数减少甚至粒细胞缺乏。众所周知，柳氮磺胺吡啶可引起叶酸缺乏，因此对于长期应用柳氮磺胺吡啶的患者应每天补充1mg叶酸。柳氮磺胺吡啶还可导致男性精子数量减少。服用柳氮磺胺吡啶的患者如果有生育计划，可考虑改用其他氨基水杨酸制剂。由于磺胺吡啶成分的肠道吸收率很高，对已知磺胺类药物过敏的患者应避免使用柳氮磺胺吡啶。

氨基水杨酸制剂有两个特异性的不良反应。少数（＜5%）初始治疗的患者可能反而会出现临床症状加重，包括腹部疼痛、腹泻、直肠出血和发热。各种口服或局部5-ASA制剂均可能出现这种现象，而当改用其他类型5-ASA制剂时这种现象仍会再次出现。间质性肾炎是另一种罕见的副作用，发生率小于0.3%。有研究者对英国全科医疗研究数据库中的19025例5-ASA使用者进行了一项前瞻性临床研究，结果提示正在应用5-ASA患者的肾脏疾病风险没有增加（OR 0.86，95%CI 0.53 ~ 1.41），而近期加用5-ASA患者的肾脏疾病风险略有升高（OR 2.48，95%CI 1.33 风险略有升）[16]。与5-ASA相关的间质性肾炎仅有少数病例报道。但是，大多数医师仍建议对服用5-ASA的患者每年进行尿液检查，监测这些患者的尿蛋白和肾功能。大多数5-ASA诱发的间质性肾炎可通过停药而缓解，很少需要使用糖皮质激素[17]。5-ASA的其他罕见不良反应包括心包炎、心肌炎、肺炎、胰腺炎和肝炎。含偶氮的5-ASA衍生物通过增加小肠氯离子的分泌，可在5% ~ 10%的患者中引起腹泻。

病例思考题

1. 以下哪一项不是氨基水杨酸已知的副作用？
   A. 艰难梭菌感染的风险增加

   B. 间质性肾炎

   C. 胰腺炎

   D. 结肠炎加重

2. 关于使用氨基水杨酸治疗后结肠炎反而加重，以下哪项说法是正确的？

    A. 这是一种药物特异性的副反应，改用其他氨基水杨酸制剂不会复发

    B. 仅使用口服制剂时出现，使用局部制剂不会出现

    C. 仅在重度结肠炎患者中发生，在轻度患者中不会发生

    D. 仅当磺胺过敏患者使用柳氮磺胺吡啶时发生

    E. 以上都不对

3. 长期服用柳氮磺胺吡啶的患者应常规补充哪种微量营养素？

    A. 钙和维生素D

    B. 维生素B_{12}

    C. 叶酸

    D. 镁

参考文献

1. Rachmilewitz, D., Karmeli, F., Schwartz, L. W., and Simon, P. L. (1992) Effect of aminophenols (5-ASA and 4-ASA) on colonic interleukin-1 generation. *Gut*, **33** (7), 929−932.

2. Mahida, Y. R., Lamming, C. E., Gallagher, A., *et al.* (1991) 5-Aminosalicylic acid is a potent inhibitor of interleukin 1 beta production in organ culture of colonic biopsy specimens from patients with inflammatory bowel disease. *Gut*, **32** (1), 50−54.

3. Desreumaux, P. and Ghosh, S. (2006) Review article: mode of action and delivery of 5-aminosalicylic acid-new evidence. *Alimentary Pharmacology & Therapeutics*, **24** (Suppl. 1), 2−9.

4. Sonu, I., Lin, M. V., Blonski, W., and Lichtenstein, G. R. (2010) Clinical pharmacology of 5-ASA compounds in inflammatory bowel disease. *Gastroenterology Clinics of North America*, **39** (3), 559−599.

5. Svartz, N. (1988) Sulfasalazine: II. Some notes on the discovery and development of salazopyrin. *American Journal of Gastroenterology*, **83** (5), 497−503.

6. Ford, A. C., Achkar, J. P., Khan, K. J., *et al.* (2011) Efficacy of 5-aminosalicylates in ulcerative colitis: systematic review and meta-analysis. *American Journal of Gastroenterology*, **106** (4), 601−616.

7. Feagan, B. G. and Macdonald, J. K. (2012) Oral 5-aminosalicylic acid for induction of remission in ulcerative colitis. *Cochrane Database of Systematic Reviews*, (10), CD000543.

8. Hanauer, S. B., Sandborn, W. J., Dallaire, C., *et al.* (2007) Delayed-release oral mesalamine 4.8 g/day (800 mg tablets) compared to 2.4 g/day (400 mg tablets) for the treatment of mildly to moderately active ulcerative colitis: The ASCEND I trial. *Canadian Journal of Gastroenterology = Journal Canadien de Gastroenterologie*, **21**

（12），827－834.

9. Hanauer, S. B., Sandborn, W. J., Kornbluth, A., *et al.*（2005）Delayed-release oral mesalamine at 4.8 g/day（800 mg tablet）for the treatment of moderately active ulcerative colitis: the ASCEND II trial. *American Journal of Gastroenterology*, **100**（11），2478－2485.

10. Ford, A. C., Khan, K. J., Sandborn, W. J., *et al.*（2011）Once-daily dosing vs. conventional dosing schedule of mesalamine and relapse of quiescent ulcerative colitis: systematic review and meta-analysis. *American Journal of Gastroenterology*, **106**（12），2070－2077; quiz, 2078.

11. Safdi, M., DeMicco, M., Sninsky, C., *et al.*（1997）A double-blind comparison of oral versus rectal mesalamine versus combination therapy in the treatment of distal ulcerative colitis. *American Journal of Gastroenterology*, **92**（10），1867－1871.

12. Ford, A. C., Khan, K. J., Achkar, J. P., and Moayyedi, P.（2012）Efficacy of oral vs. topical, or combined oral and topical 5-aminosalicylates, in ulcerative colitis: systematic review and meta-analysis. *American Journal of Gastroenterology*,

107（2），167－176; author reply, 177.

13. Summers, R. W., Switz, D. M., Sessions, J. T., Jr., *et al.*（1979）National Cooperative Crohn's Disease Study: results of drug treatment. *Gastroenterology*, **77**（4 Pt. 2），847－869.

14. Malchow, H., Ewe, K., Brandes, J. W., *et al.*（1984）European Cooperative Crohn's Disease Study（ECCDS）: results of drug treatment. *Gastroenterology*, **86**（2），249－266.

15. Ford, A. C., Kane, S. V., Khan, K. J., *et al.*（2011）Efficacy of 5-aminosalicylates in Crohn's disease: systematic review and meta-analysis. *American Journal of Gastroenterology*, **106**（4），617－629.

16. Van Staa, T. P., Travis, S., Leufkens, H. G. M., and Logan, R. F.（2004）5-Aminosalicylic acids and the risk of renal disease: a large British epidemiologic study. *Gastroenterology*, **126**（7），1733－1739.

17. Gisbert, J. P., Gonzalez-Lama, Y., and Mate, J.（2007）5-Aminosalicylates and renal function in inflammatory bowel disease: a systematic review. *Inflammatory Bowel Diseases*, **13**（5），629－638.

思考题解析

1. 答案：A。氨基水杨酸的作用机制并非免疫抑制，尚未发现其可引起感染或免疫抑制相关恶性肿瘤的风险增加。

2. 答案：E。结肠炎反而加重可以在任

何氨基水杨酸制剂治疗中出现。而一旦出现，就不能再使用任何口服或局部氨基水杨酸制剂。这种现象与肠道原发病的严重程度无关，与磺胺过敏也没有关系。与柳氮磺胺吡啶引起的其他过敏反应不同。

3. 答案：C。柳氮磺胺吡啶明确可引起叶酸缺乏，因此对于长期应用柳氮磺吡啶的患者应每天补充1mg叶酸。

（施 文 译 李景南 校）

6
糖皮质激素

> **临床要点**
>
> - 在中至重度溃疡性结肠炎（UC），急性重度暴发性结肠炎和中至重度克罗恩病（CD）患者中，全身作用的糖皮质激素是一种有效的诱导缓解治疗。
> - 非全身作用糖皮质激素制剂（如：布地奈德）也可有效诱导CD和
>
> UC的缓解，疗效虽逊于全身应用糖皮质激素，但不良反应也较少。
> - 不建议长期使用糖皮质激素维持CD或UC的缓解，因其存在诸多可逆或不可逆的副作用。多达2/3的患者要么出现糖皮质激素依赖，要么出现糖皮质激素抵抗。

在中至重度溃疡性结肠炎（UC）、急性重度暴发性结肠炎和中至重度克罗恩病（CD）患者中，口服或静脉糖皮质激素是一种有效的诱导缓解治疗。此外，局部非全身作用的糖皮质激素制剂（布地奈德）最近也开始被用于治疗CD和UC，它与安慰剂相比有显著疗效，且药物副作用的发生率较全身糖皮质激素治疗更低。糖皮质激素通过多种不同机制发挥作用。它们可与细胞核内的受体结合，形成的激素-受体复合物又与糖皮质激素反应元件结合并激活几种转录共激活因子，包括cAMP反应元件结合（CREB）蛋白，GR相互作用蛋白（GRP-1）和p300[1]。而这些蛋白又会影响多种信号传导通路，例如通过核因子κ（NF-κB）而和激活蛋白1（AP1）等因子下调炎症反应通路。糖皮质激素还可以对非特异性免疫及特异性免疫进行调节，并减少促炎因子（如：磷脂酶A2）的合成。此外，它还可以作用于钠离子泵改善UC和CD患者的腹泻。

在IBD患者中，糖皮质激素治疗的初始有效率很高，达到了近90%。然而，约有1/5的患者会出现糖皮质激素抵抗。确切的机制尚不明确，可能涉及糖皮质激素受体、受体-糖皮质激素反应元件复合物以及参与糖皮质激素从细胞中排出的蛋白等。目前发现，激素抵抗的IBD患者的糖皮质激素反应元件mRNA在肠

黏膜的表达会减低[2]。在激素抵抗的患者中，肿瘤坏死因子（TNF-α）单抗位点
（TNF-α单抗-G308A）和多耐药基因（MDR1）位点的遗传多态性更为常见，并
可能通过某种方式促进激素抵抗的发生[1]。此外，这类患者外周血淋巴细胞和上
皮细胞会更多地表达P-糖蛋白，而这种糖蛋白恰好参与了糖皮质激素从细胞中的
排出。

在溃疡性结肠炎中的疗效

　　Truelove和Witts于1955年发表了一项具有里程碑意义的临床试验，确立了
糖皮质激素在UC治疗中的地位[4]。这项关键性研究共纳入了210名患者，他们
被随机分配到可的松治疗组或安慰剂组。6周后，接受可的松治疗的患者中有
41%达到了缓解，另外有28%的患者出现了部分缓解。后续研究表明，泼尼松
5mg qid 口服（每天4次，每次5mg）配合氢化可的松100mg qd 灌肠（每天1次，
每次100mg），在治疗2周时的缓解率较柳氮磺吡啶更高（76% vs 52%）[5]。Baron
等人又对糖皮质激素的剂量范围进行了随机研究。结果显示，在治疗5周时，泼
尼松剂量为每天40mg或60mg的患者中有2/3达到了缓解，而每天20mg组仅有
1/3达到了缓解，并由此确立了泼尼松每天40mg或60mg作为大多数中至重度UC
患者病情活动时的初始治疗剂量[6]。当泼尼松剂量大于每天60mg时并没有进一
步增加疗效，而更高剂量的糖皮质激素可能会明显增加不良反应的风险[7]。梅奥
诊所一项基于人群的研究调查了1970至1993年间接受全身糖皮质激素治疗的185
例患者[8]。尽管开始治疗时有84%的患者达到了完全或部分缓解，但一年之后，
仅有不到一半的患者（49%）能够维持长期缓解。更令人担忧的是，有22%的患
者出现了激素依赖，而有29%的患者则需要手术治疗[8]（图6.1）。

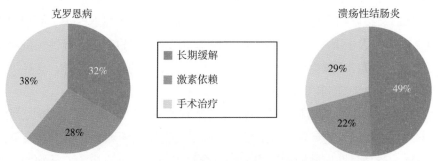

图6.1　在CD和UC患者中开始全身性糖皮质激素治疗一年后的结局
改编自Faubion等，2001[8]。已获得Elsevier许可。

　　布地奈德是一种作用于肠道局部的口服糖皮质激素，由于它在肝脏有近90%的首过代谢作用，其全身作用微乎其微。长期以来，布地奈德的回肠释放制剂可用于CD的治疗，但由于在左半结肠释放量极少，并不适用于UC患者。近期，一种新型的布地奈德制剂：布地奈德MMX®，通过多基质系统技术使布地奈德可以在整个结肠中释放，并且已有两项随机对照临床研究证明了其在UC中的疗效。在为期8周的CORE Ⅰ临床试验中，每天服用6mg或9mg布地奈德MMX的两组患者治疗反应率均高于安慰剂组，并且与每天使用2.4g美沙拉嗪疗效相似[9]。CORE Ⅱ试验进一步证实了这种疗效，并发现内镜和组织学表现较安慰剂组也有改善[10]。尽管布地奈德组患者的清晨皮质醇水平平均降低了103nmol/L，而安慰剂组则升高了28nmol/L，但激素相关的不良反应很少见，其发生率与安慰剂组相近[10]。

　　在需要住院治疗的急性重度UC患者中，糖皮质激素非常重要。通常会使用氢化可的松（300～400mg/d，分3～4次静脉输液或持续静脉滴注）或泼尼松（40～60mg/d）静脉治疗。有临床试验证实，初始选择400mg/d静脉可的松联合灌肠治疗后，64%的患者完全缓解，13%的患者部分缓解，而23%的患者因治疗失败行急诊结肠切除术[11]。当泼尼松剂量大于60mg/d（相当于甲强龙48mg/d）时，再加大剂量似乎并不会改善疗效。分次静脉输注与持续静脉滴注效果相当。促肾上腺皮质激素（ACTH）静脉治疗的效果也类似，在从未使用过糖皮质激素的患者中可能稍有优势，但因存在肾上腺出血的风险而未能广泛应用[12]。它也不适用于已经接受糖皮质激素治疗的患者，因为这些患者的肾上腺皮质功能本就受到抑制。

　　局部糖皮质激素制剂根据作用范围由远到近包括：栓剂（氢化可的松，25～30mg/d，主要作用于直肠），泡沫剂（可的松80mg/d，布地奈德2mg，每天1～2次，作用于直肠及乙状结肠）和灌肠剂（氢化可的松100mg，每天1～2次，作用可达到左半结肠）。局部糖皮质激素制剂对轻至中度的远端结肠炎初始治疗有效，但实际疗效可能不及局部美沙拉嗪制剂。而重度患者对局部糖皮质激素的耐受性可能优于局部美沙拉嗪治疗，特别是对氨基水杨酸制剂过敏的患者。泡沫剂和栓剂对于肠道蠕动强烈难以保留经肛制剂的患者来说，耐受性优于普通灌肠剂。局部糖皮质激素的全身吸收率可高达40%～75%，因此，局部糖皮质激素制剂不适宜长期使用。近期上市的布地奈德泡沫剂是一种新的选择。

在克罗恩病中的疗效

口服糖皮质激素可用于诱导缓解轻至中度CD。在国家克罗恩病合作研究（NCCDS）试验中，治疗5周时，65%的泼尼松组患者至少有1次克罗恩病活动指数（CDAI）低于150（可被认为临床缓解），这个比例显著高于柳氮磺吡啶组、硫唑嘌呤组及安慰剂组。欧洲克罗恩病合作研究（ECCDS）的结果也基本一致。与UC类似，泼尼松在诱导缓解时的最大剂量通常为每天40mg。随机对照临床试验显示泼尼松组的缓解率较柳氮磺吡啶组、要素饮食组及抗生素治疗组更高。一旦达到缓解，糖皮质激素的减量方案主要取决于主治医师的判断。通常的泼尼松减量方案是每周减量5～10mg，至20mg/d水平，此后每周减量2.5～5mg。与UC类似，仅有1/3（32%）的CD患者对糖皮质激素长期治疗有效，近2/3的患者会出现激素依赖或需要手术治疗[8]（图6.1）。

回肠释放型布地奈德（Entocort®，Budenofalk®）具有很高的局部抗炎活性，而布地奈德较高的首过代谢率使其全身作用低，因此是一种颇具潜力的治疗回肠或右半结肠受累CD的方法。Greenberg等将258名活动性CD患者随机分至安慰剂组或三种剂量的布地奈德组（每天3mg、9mg或15mg）。治疗8周，布地奈德9mg组的缓解率为51%，而安慰剂组仅有20%[13]。而布地奈德15mg组的缓解率为43%，低于9mg组。虽然布地奈德会抑制基础血浆皮质醇水平，但临床上明显的类固醇相关副反应并不常见。Rutgeerts等比较了布地奈德9mg/d与泼尼松龙从40mg/d开始并在10周内逐渐减量2种方案。经过治疗，布地奈德组53%的患者达到缓解，泼尼松龙组的缓解率为66%，两者相似。但是，泼尼松龙组CDAI的平均减少量大于布地奈德组[14]。在儿童中也观察到了类似的结果[15]。

布地奈德在维持缓解中的作用也有相关研究。布地奈德6mg/d组的患者有更长的复发间期或无治疗时间，但其1年时的绝对复发率与安慰剂组相似，提示布地奈德对CD维持缓解可能无效[16]。

安全性

糖皮质激素相关副作用较为常见，几乎所有器官或系统都可能受到影响（表6.1）。糖皮质激素相关副作用大多呈现剂量依赖性，有些是可逆的，有些则可通过适当的补剂来预防。而个体对副作用的敏感性也呈现出了很大的差异。糖皮质激素常见的副作用包括感染、糖尿病或糖耐量受损、白内障、青光眼、高血压、水钠潴留、库欣貌、情绪障碍及精神异常、睡眠障碍、骨矿化受损以及股骨头坏死。

表6.1　全身糖皮质激素治疗的相关副作用

器官/系统	副作用
眼	白内障，青光眼
内分泌	肾上腺抑制，高血糖（糖尿病），激素依赖
肌肉骨骼	骨质疏松，缺血性骨坏死，肌病，生长发育迟滞
皮肤	痤疮，满月脸，皮肤萎缩，延迟愈合
胃肠道	消化性溃疡，胰腺炎
神经精神	情绪变化，精神病
心血管	水钠潴留，高脂血症
免疫	感染风险增加

　　糖皮质激素引起感染的风险似乎比免疫调节剂或生物疗法更高，且在使用免疫抑制治疗的患者中，糖皮质激素会进一步增加感染的风险[17]。为了减少激素对骨密度的影响，应在使用激素的同时补充钙（1～2g/d）和维生素D（1000IU/d）。全身使用大剂量激素超过3个月的患者均应行双能X线吸收法（DEXA）骨密度筛查骨量减少。股骨头坏死通常是不可逆的，有时甚至需要行髋关节置换术减轻疼痛及恢复关节功能。长期激素治疗的患者还应定期接受眼科检查，筛查青光眼和后囊下白内障。尽管布地奈德具有较高的首过代谢作用和较低的全身影响，我们仍应对使用布地奈德的患者进行激素相关副作用的监测。对布地奈德维持缓解的临床试验提示，布地奈德组激素相关副作用的发生率较泼尼松龙组更低（$P =$ 0.003）。我们在加用糖皮质激素时应尽可能选择最低的剂量和最短的疗程，以减少激素相关副作用的发生。

病例思考题

1. 关于布地奈德在克罗恩病中的应用，下列哪项陈述不正确？

   A. 当治疗满1年时，布地奈德对克

罗恩病维持缓解是无效的

   B. 布地奈德与泼尼松对肾上腺皮质功能的抑制程度，以及引起

糖皮质激素相关副作用的程度是基本一致的

C. 布地奈德（Entocort®）可有效地诱导缓解回肠和右半结肠受累的克罗恩病

2. 糖皮质激素的副作用不包括以下哪项？

A. 增加皮肤癌风险

B. 股骨头坏死

C. 青光眼

D. 情绪异常

3. 孙某，19岁女性，因溃疡性结肠炎住院。患者每日排便10次，大部分均便中带血，已予甲强龙每次20mg，每8小时1次静脉治疗共5天，症状无改善。

下列哪项是她下一步治疗的最佳选择？

A. 将甲强龙加量至每次40mg，每8小时1次

B. 将甲强龙加量至每天1g，并联合氢化可的松灌肠

C. 加用硫唑嘌呤

D. 加用英夫利昔单抗

参考文献

1. De Iudicibus, S., Franca, R., Martelossi, S., et al. (2011) Molecular mechanism of glucocorticoid resistance in inflammatory bowel disease. *World Journal of Gastroenterology*, **17** (9), 1095−1108.

2. Raddatz, D., Middel, P., Bockemühl, M., et al. (2004) Glucocorticoid receptor expression in inflammatory bowel disease: evidence for a mucosal down-regulation in steroid-unresponsive ulcerative colitis. *Alimentary Pharmacology & Therapeutics*, **19** (1), 47−61.

3. Cucchiara, S., Latiano, A., Palmieri, O., et al. (2007) Polymorphisms of tumor necrosis factor-alpha but not MDR1 influence response to medical therapy in pediatric-onset inflammatory bowel disease. *Journal of Pediatric Gastroenterology and Nutrition*, **44** (2), 171−179.

4. Truelove, S. C. and Witts, L. J. (1955) Cortisone in ulcerative colitis; final report on a therapeutic trial. *British Medical Journal*, **ii** (4947), 1041−1048.

5. Truelove, S. C., Watkinson, G., and Draper, G. (1962) Comparison of corticosteroid and sulphasalazine therapy in ulcerative colitis. *British Medical Journal*, **ii** (5321), 1708−1711.

6. Baron, J. H., Connell, A. M., Kanaghinis, T. G., et al. (1962) Out-patient treatment of ulcerative colitis. Comparison between three doses of oral prednisone. *British Medical Journal*, **ii** (5302), 441−443.

7. Turner, D., Walsh, C. M., Steinhart, A. H., and Griffiths, A. M. (2007) Response to corticosteroids in severe ulcerative colitis: a systematic review of the literature and a me-

ta-regression. *Clinical Gastroenterology and Hepatology*, **5**（1）, 103－110.

8. Faubion, W. A., Jr., Loftus, E. V., Jr., Harmsen, W. S., *et al*.（2001）The natural history of corticosteroid therapy for inflammatory bowel disease: a population-based study. *Gastroenterology*, **121**（2）, 255－260.

9. Sandborn, W. J., Travis, S., Moro, L., *et al*.（2012）Once-daily budesonide MMX® extended-release tablets induce remission in patients with mild to moderate ulcerative colitis: results from the CORE I study. *Gastroenterology*, **143**（5）, 1218－1226. e2.

10. Travis, S. P. L., Danese, S., Kupcinskas, L., *et al*.（2014）Once-daily budesonide MMX in active, mild-to-moderate ulcerative colitis: results from the randomised CORE II study. *Gut*, **63**（3）, 433－441.

11. Truelove, S. C. and Jewell, D. P.（1974）Intensive intravenous regimen for severe attacks of ulcerative colitis. *Lancet*, **i**（7866）, 1067－1070.

12. Kaplan, H. P., Portnoy, B., Binder, H. J., *et al*.（1975）A controlled evaluation of intravenous adrenocorticotropic hormone and hydrocortisone in the treatment of acute colitis. *Gastroenterology*, **69**（1）, 91－95.

13. Greenberg, G. R., Feagan, B. G., Martin, F., *et al*.（1994）Oral budesonide for active Crohn's disease. Canadian Inflammatory Bowel Disease Study Group. *New England Journal of Medicine*, **331**（13）, 836－841.

14. Rutgeerts, P., Löfberg, R., Malchow, H., *et al*.（1994）A comparison of budesonide with prednisolone for active Crohn's disease. *New England Journal of Medicine*, **331**（13）, 842－845.

15. Escher, J. C. and European Collaborative Research Group on Budesonide in Paediatric IBD（2004）Budesonide versus prednisolone for the treatment of active Crohn's disease in children: a randomized, double-blind, controlled, multicentre trial. *European Journal of Gastroenterology & Hepatology*, **16**（1）, 47－54.

16. Greenberg, G. R., Feagan, B. G., Martin, F., *et al*.（1996）Oral budesonide as maintenance treatment for Crohn's disease: a placebo-controlled, dose-ranging study. Canadian Inflammatory Bowel Disease Study Group. *Gastroenterology*, **110**（1）, 45－51.

17. Toruner, M., Loftus, E. V., Jr., Harmsen, W. S., *et al*.（2008）Risk factors for opportunistic infections in patients with inflammatory bowel disease. *Gastroenterology*, **134**（4）, 929－936.

思考题解析

1. 答案：B。尽管布地奈德在临床试验中可抑制基础的血浆皮质醇水平，但在临床上很少出现显著的激素相关副作用。布地奈德每天6mg组虽然复发时间更晚，但1年时的绝对复发率与安慰剂组相似，表明布地奈德在CD中维持缓解疗效欠佳[16]。

2. 答案：A。激素常见的副作用包括感染、糖耐量降低、白内障、青光眼、高血压、水钠潴留、库欣貌、情绪障碍及精神异常、睡眠障碍、骨矿化受损以及股骨头坏死。没有证据证明糖皮质激素会增加免疫抑制相关肿瘤，如皮肤癌和淋巴瘤的发生率。

3. 答案：D。孙某为重度UC，激素抵抗，而当甲强龙剂量大于60mg/d时，进一步增加剂量并不会提高疗效，反而可能增加副作用发生的风险。硫唑嘌呤无法有效诱导缓解激素难治性溃疡性结肠炎。因此，加用英夫利昔单抗是她最佳的下一步治疗选择。

7
免疫调节剂

临床要点

- 由于起效较慢，硫基嘌呤类药物对于在克罗恩病或者溃疡性结肠炎患者诱导缓解无效，但在中重度患者中维持缓解有效。
- 在使用硫基嘌呤的患者中出现特异反应和剂量相关副作用较为常见。所有患者均应在开始使用硫基嘌呤治疗前检测硫代嘌呤甲基转移酶水平或者基因型。
- 检测硫基嘌呤代谢产物水平（6-硫鸟嘌呤，6-甲基硫基嘌呤）可用于指导有客观检测指标提示活动性炎症的无应答情况下的药物剂量优

化。在一组患者中，硫嘌呤反应为6-甲基硫基嘌呤而非6-硫鸟嘌呤，在这组患者中配合使用别嘌呤醇可以优化治疗作用。
- 硫基嘌呤使用与感染、非黑色素瘤的皮肤肿瘤和淋巴瘤发生风险增高有关。
- 胃肠外给药的甲氨蝶呤曾被正式在治疗克罗恩病中有效。在溃疡性结肠炎中，口服甲氨蝶呤单药治疗效果不佳。
- 在激素复发的溃疡性结肠炎的诱导缓解中环孢素有效。

　　免疫调节剂或免疫抑制剂通过调节系统免疫应答而产生作用。常用的免疫调节剂包括硫基嘌呤类（硫唑嘌呤、6-巯嘌呤）、其他抗代谢类药物（甲氨蝶呤）以及钙调磷酸酶抑制剂（环孢素、他克莫司）。这些在激素抵抗或激素依赖的患者中常用。

硫基嘌呤类药物

　　硫唑嘌呤是一个前体药物，它经过初始变换成为6-巯嘌呤（6-MP），也是它的活性结构（图7.1）。6-MP在硫代嘌呤甲基转移酶（TPMT）催化下经过一系列变换成为6-硫鸟嘌呤（6-TGN），这是它的活性代谢产物，以及具有肝毒性的

6-甲基巯基嘌呤（6-MMP）。了解硫基嘌呤类代谢相关知识，对于理解监测代谢产物的作用，比如考虑到肝毒性等副作用、疗效不佳和与其他治疗（如氨基水杨酸类和别嘌呤醇）的相互作用和影响等非常必要。目前已有多种机制来阐释在炎症性肠病和其他免疫相关疾病中硫基嘌呤类的作用。作为一个抗代谢类药物，6-硫鸟嘌呤在细胞内积聚，抑制嘌呤的代谢及后续的DNA合成及细胞增殖。硫基嘌呤类也可以直接作用于淋巴细胞、浆细胞以及自然杀伤细胞（NK cell）。

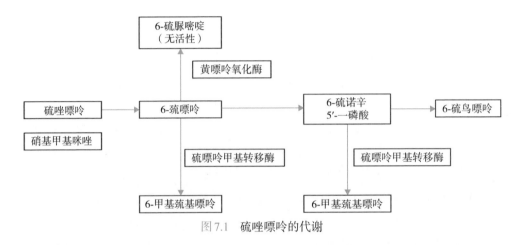

图7.1　硫唑嘌呤的代谢

　　人群中TPMT酶的活性有较大异质性。大约88%的人群携带野生型TPMT等位基因，从而有正常的酶活性和硫基嘌呤代谢。另外大约11%的人群携带一条变异型TPMT等位基因，其TPMT酶活性约为正常一半，从而更倾向于产生更高水平的6-硫鸟嘌呤及代谢物，这将导致更强疗效，但同时也使得白细胞减低的风险更高。而更重要的，约0.3%的人群携带两条变异型TPMT等位基因，导致酶活性更低甚至缺失。这些人群甚至在更低剂量的硫基嘌呤使用时也有更高的出现白细胞减低的风险，因而在这些个体中使用硫基嘌呤类药物通常是禁忌。但是，TPMT活性水平本身似乎并不影响治疗疗效[1]。并且，变异的TPMT等位基因所占的频率在不同人群中也有所区别[2]。TPMT酶的活性可以通过直接测定其酶活性来确定，也可以通过TPMT基因型检测来推断。两者均在临床上广泛、常规地使用。任一项测试都足够，并且应在开始硫基嘌呤治疗前进行。正在进行硫基嘌呤治疗或使用氨基水杨酸可能会诱导产生TPMT酶活性，从而导致TMPT水平假性升高。在TPMT活性正常的患者中，达到足够疗效的靶剂量是2.0～2.5mg/kg的硫唑嘌呤（AZA）或1.0～1.5mg/kg的6-硫嘌呤（6-MP）。但在部分患者中，可能需要3.0～3.5mg/kg的硫唑嘌呤（AZA）来达到最佳的治疗浓度。大多数患者从1mg/kg的硫唑嘌呤（AZA）或等效剂量的6-MP起始治疗，并且在随后的几周内逐渐滴定至靶剂量。常规从较低剂量起始硫基嘌呤治疗的原因之一是大多数出现白细胞减低的患者仍发生在TPMT酶活性正常的人群。在起始AZA或6-MP治疗后通常每2～3周监测血常规及肝功能，如果每次检测均正常，则剂量逐渐上升至靶剂量。一旦患者达到稳定剂量，监测的频率可以降至3～4个月1次。

对于那些对硫基嘌呤治疗无反应或逐渐失效的患者，检测硫基嘌呤代谢产物（包括6-硫鸟嘌呤和6-甲基硫基嘌呤）的水平可能有助于治疗决策的确定（图7.2）。在回顾性研究中，高于235～250pmol/8×10^8个红细胞的6-硫鸟嘌呤水平与更高的临床应答率有关。在一项纳入了92名儿童患者的研究中，超过上述水平的患者的治疗有效率为78%，而6-硫鸟嘌呤水平低于235pmol/8×10^8个红细胞的患者中治疗有效率仅41%[3]。但是，这样的关联并没有在所有患者队列中得以证实[4]。检测代谢产物水平还可以鉴别出哪些患者更倾向于转换为6-甲基硫基嘌呤

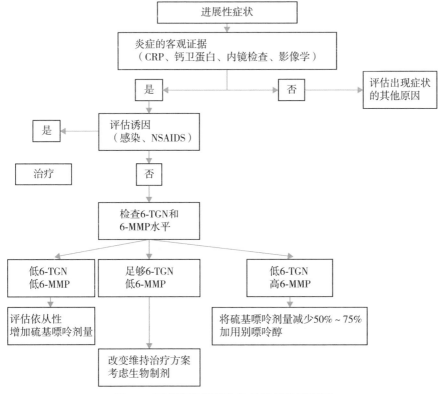

图7.2　硫基嘌呤类药物失效后调整流程图

通路而非6-巯嘌呤。同时使用低剂量的别嘌呤醇可以逆转这种转换从而达成持续缓解[5]。在同时，对于这些患者而言，以更高的频率监测血常规以避免毒性就尤为重要，因为他们很可能有显著升高的6-硫鸟嘌呤水平。

在溃疡性结肠炎中的疗效

由于起效时间长，硫基嘌呤并不适合用于溃疡性结肠炎（UC）的诱导缓解。而尽管硫基嘌呤类药物被广泛应用，但其实鲜有已有的随机对照研究在观察它们在UC患者中维持缓解的作用。最早是由Jewell和Truelove报道了在40名患者中进行的关于AZA疗效的临床试验，患者被随机分组为AZA治疗组和对照组[6]。由于所有得患者都是在疾病活动期入组，毫不意外的，在治疗初期疗效上两组并无显著差异，但是在用药1年后，有很强的趋势显示相对于对照组，AZA组有更好的无复发存活率（38% vs 12%）。一项Cochrane荟萃分析总结了6个对比硫唑嘌呤（AZA）和空白对照的研究，结论是44%的接受AZA治疗的患者无法维持缓解，而65%的接受安慰剂的患者无法维持缓解[7]。两项小型的非盲临床试验将AZA或6-MP与柳氮磺胺吡啶或美沙拉嗪进行了比较[7]。在Sood等人的试验中，接受AZA治疗的患者中58%无法维持缓解，而接受柳氮磺胺吡啶的患者中则占38%[8]。但与之相反的，Maté-Jiménz等人的研究结果发现，接受6-MP治疗的患者复发率为50%，而使用美沙拉嗪治疗的患者复发率为100%[9]。在Maté-Jiménz等人进行的一个单项试验中，将6-MP与甲氨蝶呤比较并证明两者在激素依赖的炎症性肠病患者中维持缓解的疗效相似[9]。

一些临床试验采用停药的方法来确定维持治疗的疗效[10, 11]。在一项对79名接受过AZA治疗6个月或更长时间的患者的研究中，其中大多数患者已完全缓解2个月或更长时间，在1年时，持续用药的患者有36%复发，而接受安慰剂的患者有59%复发[10]。即使在已长期缓解的患者中也看到了这种益处。缺乏持续缓解、广泛性结肠炎和较短的治疗时间与较高的复发率相关，并且同时使用氨基水杨酸制剂治疗可以帮助减少复发[11]。观察性队列研究表明在溃疡性结肠炎患者中AZA具有持续疗效。在一项纳入了622例经AZA治疗的患者的研究中，在1年、3年和5年时维持缓解的比例分别为0.95、0.69和0.55[12]。6-MP治疗也报告了相似的长期效果[13]。

有一些团队提出过使用6-TGN（活性代谢物本身）作为治疗药物，尤其是对6-MP耐药或不耐受的患者。在一项小型的纳入16例患者的病例系列中，在36%

的受试者中出现完全缓解，43%的受试者中出现部分缓解[14]。但是，结节性再生性增生的风险限制了6-TGN的使用。在一项纳入了9名激素难治性UC患者组成的小型研究中，静脉AZA在56%的患者中有效[15]。

在克罗恩病中的疗效

多个RCT研究观察了AZA和6-MP在克罗恩病（CD）患者中诱导和维持缓解方面的疗效。在一项纳入了13例RCT、1211例接受AZA，6-MP或安慰剂治疗的活动期CD患者的荟萃分析中，AZA或6-MP与安慰剂组的临床缓解率或应答率无显著差异[16]。然而，接受AZA治疗的患者中有64%可以将泼尼松的使用剂量降至每天10mg及以下，而安慰剂治疗的患者中仅有46%可以[16]。

相反，AZA可能确实在维持缓解中起作用。Candy等进行了一项里程碑式的试验，他们将63例接受这泼尼松龙治疗的活动期CD患者随机分为AZA治疗和安慰剂治疗组[17]。在15个月的随访中，与接受安慰剂的患者相比，AZA组中维持缓解的患者比例更高（42% vs 7%）。在AZA组中，伴随着临床症状的缓解，C反应蛋白（C-reactive protein，CRP）、红细胞沉降率（erythrocyte sedimentation rate，ESR）和白细胞计数也有降低。Markowitz等证实在新诊断的CD患者中使用6-MP有相似的疗效和更低的累积激素用量[18]。纳入了5项临床实验的荟萃分析结果显示，AZA的总体缓解率为71%，而安慰剂的总体缓解率为55%，与在溃疡性结肠炎患者中观察到的情况相似，在长期缓解的患者中停用AZA与复发率增高相关，即使在那些已经临床缓解5年及以上的患者中亦然[19-21]。尽管已有这些发现，最近仍有两项试验仍在评估在CD患者中AZA的疗效。Panes等的研究在诊断8周内将患者随机分配至AZA 2.5mg/ kg组或安慰剂组。经过76周的治疗，两组之间维持无激素缓解的比例相似。但是，如果我们将克罗恩病活动指数（CDAI）大于220定义为复发的话，AZA组的复发率低于安慰剂组[22]。第二项随机对照研究将早期使用AZA与常规的升阶梯治疗方案相比较，发现在3年随访时，疗效方面并无明显差异，但需要肛周手术的比例有降低[23]。

在肛周瘘管形成的CD患者中也观察了AZA的效果。在一项开放性研究中，与未接受免疫抑制治疗的患者（15%）相比，接受AZA治疗的患者与环丙沙星和甲硝唑合用8周（48%）后更有可能达成疗效。而经过3年的治疗，使用AZA或6-MP治疗的患者中，维持无肛周并发症的累积概率达47%。肛周病变维持的时长，以及年龄可能预测临床反应[24]。而尚未有证据显示静脉AZA可以在CD患者治疗中有效。

安全性

在使用硫基嘌呤类药物的患者中副作用较常见，这也是5%～10%的患者停药的原因。其中一些副作用，例如白细胞减少和肝毒性是剂量依赖型的，而另一些副作用如胰腺炎，则与剂量无关。有一些副作用可见于硫唑嘌呤和6-MP，而另一些副作用可能只见于硫唑嘌呤，而再次使用6-MP则不一定再次出现，6-MP通常可耐受性更好。在起始治疗后常见的副作用包括恶心等胃肠道副反应、肝炎、胰腺炎和感染。继发肿瘤是更为罕见的副作用。高达5%的起始硫基嘌呤治疗的患者可能会发生胰腺炎，表现为与TPMT酶活性或治疗剂量无关的特异性反应[25]。尽管病例报告表明，在AZA治疗相关的胰腺炎患者中，6-MP可能能够安全地起用[26]，但这类报道目前还很少，故而一种硫基嘌呤药物引发过胰腺炎仍是再尝试另一种硫基嘌呤药物的相对禁忌证。使用硫基嘌呤药物可能出现全血细胞减少，但以白细胞减少最常见。这通常与剂量有关，药物减量后可好转。尽管研究表明中等或较低的TPMT酶活性与更高的白细胞减少风险有关，但大多数出现白细胞减少的患者TPMT酶活性正常[27]。在TPMT酶活性正常的患者中，白细胞减少甚至可以在起始治疗长达87个月后发生，提示需要持续地监测全血细胞计数。

肝毒性是另一种与硫基嘌呤代谢相关的常见不良反应。这被认为是由于6-MMP浓度升高（＞5700pmol/8×10^8个红细胞）所致。在一组代谢产物倾向于6-MMP生成的患者中可以见到这样的6-MMP浓度升高和低于治疗浓度的6-TGN浓度。产生这种代谢通路的转变的原因尚不清楚，但是硫基嘌呤药物减量加上使用低剂量别嘌呤醇通常会逆转这种现象，并在降低6-MMP浓度的同时将6-TGN值恢复到治疗水平[28, 29]。硫基嘌呤类药物的其他肝毒性作用包括胆汁淤积性肝炎、结节性增生和静脉闭塞症。

比起使用安慰剂的患者，使用硫唑嘌呤的患者更容易感染，但感染率低于使用激素治疗的患者[30]。尽管在出现硫唑嘌呤相关的白细胞减少的患者中有6%～7%出现感染，大多数的感染仍发生在没有出现白细胞减少的患者中。AZA/6-MP也使得机会性感染的概率增加3倍[30]。

治疗相关的恶性肿瘤，尤其是淋巴瘤和皮肤癌，对于长期免疫抑制治疗是重要的考虑问题。目前硫基嘌呤的使用与高达4倍的淋巴瘤风险增高有关，尤其是非霍奇金淋巴瘤（non-Hodgkin's lymphoma，NHL）[31]。随着使用时间的延长，从＜1年到＞4年，其发病率可能会增加，并且在停止治疗后会降低或恢复正常。硫基嘌呤使用者中NHL的绝对风险为每10,000人年4～6个，而对照组为每10,000人年1.9个。一种罕见的侵袭性淋巴瘤，肝脾T细胞淋巴瘤（HSTCL），与硫嘌呤单药治疗以及与生物制剂的联合治疗有关[33]。在一个纳入36例HSTCL患者的病例系列中，20例接受联合治疗，16例接受硫嘌呤单药治疗。几乎所有的患者都是男性，年龄小于35岁，表明这组患者的绝对风险增加。

北美和欧洲的几个队列研究表明，在正在使用和曾使用硫基嘌呤的患者中患非黑色素瘤性皮肤癌的风险均有所增加[34, 35]。基底细胞癌的风险增加似乎没有鳞癌的风险增加显著。在Long等人的一项研究中，硫基嘌呤的使用与非黑色素瘤皮肤恶性肿瘤而不是黑色素瘤的风险的增加有关[35]。使用硫嘌呤似乎不会增加患实体肿瘤的风险。在一个纳入2204名患者的较大病例系列中，626名患者接受了硫嘌呤治疗，硫嘌呤使用者和非使用者之间的总体癌症风险（每组4.5%）和结直肠癌风险（2.2% vs 2.8%）均相似[36]。

甲氨蝶呤

甲氨蝶呤是一种抗代谢药，通过竞争性抑制二氢叶酸还原酶和干扰嘌呤产生和DNA合成而发挥其作用。肌注或皮下注射甲氨蝶呤的生物利用度高达90%，但口服甲氨蝶呤会导致生物利用度降低。在IBD人群中曾研究过肠外和口服制剂的效果，而只有肠外制剂在临床试验中显示出疗效。

在溃疡性结肠炎中的疗效

仅有一个随机对照研究探究了在UC患者中甲氨蝶呤的疗效[37]。Oren等人将67名患者随机分为口服甲氨蝶呤12.5mg/w或安慰剂组，各自治疗9个月。试验结束时，甲氨蝶呤组缓解的患者比例为47%，与安慰剂组的49%几乎相同。两组患者复发的比例和平均类固醇剂量也相似。这是否意味着甲氨蝶呤在UC中缺乏疗效，或是由于不同的口服生物利用度和剂量不足的问题引起的尚不清楚。正在进行的甲氨蝶呤在诱导和维持UC的无激素缓解的研究（MERIT-UC）或许可以提供新的关于其在UC中疗效的信息。开放性观察研究表明，经肠外途径给予更高剂量的甲氨蝶呤，可在35%的硫基嘌呤治疗失败的患者中在2年结束时维持无激素缓解[38]。

在克罗恩病中的疗效

与缺乏支持甲氨蝶呤对UC的疗效的数据不同，随机对照研究的数据支持其对CD的疗效。在一项双盲安慰剂对照临床试验中，141名CD患者被随机分为甲氨蝶呤组和安慰剂组。在该诱导试验的16周结束时，39%的甲氨蝶呤组患者得到临床缓解，而仅19%的安慰剂组19%的患者得到临床缓解[39]。甲氨蝶呤使用者的总激素用量也更低。在维持阶段试验中，研究结束时，予15mg甲氨蝶呤每周1次肌注的甲氨蝶呤组有65%的患者维持病情缓解，而安慰剂组仅为14%[40]。然而，在一项随后对于起始激素治疗的CD患者的研究中，甲氨蝶呤和英夫利昔单抗联合用药与英夫利昔单抗单药治疗的疗效相似[41]。观察性队列也证实了甲氨蝶呤对CD的疗效，包括对硫基嘌呤无应答者和合并肛周疾病的患者人群的疗效[42, 43]。

安全性

由于其作用机制与叶酸有关，使用甲氨蝶呤的患者会出现叶酸缺乏，故使用者须补充叶酸，剂量为1mg/d。长期使用甲氨蝶呤与多种副作用有关，主要是肝毒性。一项对类风湿性关节炎患者的系统性综述发现甲氨蝶呤使用者中13%有肝酶升高，4%因肝毒性而停止治疗。在长期使用甲氨蝶呤的患者中，出现明显的肝纤维化和肝硬化的比例分别占2%～33%和0～26%[44]。这种肝毒性与累积剂量有关，尽管遗传多态性也可能影响易感性[45]。由于肝纤维化并不总是表现出肝酶升高，有学者建议在每次甲氨蝶呤累积剂量达1.5g后进行肝活检。然而，最近的指南建议，在密切监测的情况下这种做法可能并不必要。对于长期使用甲氨蝶呤的患者，出现不明原因或持续的血清白蛋白下降，应怀疑是否有潜在的肝毒性。此外，甲氨蝶呤是一种众所周知的致畸剂，在育龄期妇女中使用该药时，应采取适当的节育措施。尽管尚无证据表明父亲的暴露与先天性畸形有关，但通常在男女性中都在孕前至少3～6个月停止治疗。另外，肺纤维化也是众所周知的甲氨蝶呤的副作用。

钙调磷酸酶抑制剂

环孢素和他克莫司都通过结合和抑制钙调神经磷酸酶发挥作用，而钙调神经磷酸酶是一种激活T淋巴细胞所必需的酶。尽管两者的使用均不算常见并且局限于特定的中心，相对而言环孢素的使用比他克莫司更为普遍。两者都有较高可能出现毒副反应，因此需要密切监测血药浓度。

在溃疡性结肠炎中的疗效

环孢素通常用于治疗急性的严重的激素难治性住院患者。通常以 2 ～ 4mg/kg 体重的剂量静脉注射，并进行剂量滴定，以达到 250 ～ 400ng/ml 的最佳血清浓度。环孢素起效很快，通常在几天内即起效。对静脉环孢素有反应的患者可转为口服环孢素治疗。由于口服环孢素的生物利用度低于静脉剂型，转为口服治疗通常需要增至两倍剂量。一直使用环孢素而不加用其他免疫调节剂与更高的治疗失败率和结肠切除率相关。在一项对 42 名接受静脉环孢素的患者的 5 年随访研究中，同时接受 AZA 或 6-MP 治疗的患者中 20% 最终需要结肠切除术，而没有同时接受这两种治疗的患者中有 45% 最终需要结肠切除[46]。口服环孢素常维持 3 ～ 6 个月，而之后免疫调节剂继续保留作单药治疗。每周应监测两次环孢素的血药浓度至达到稳定的口服剂量，之后每周检测即可。在开始使用环孢素之前，必须检测血清镁和血脂水平，这是由于在镁或胆固醇水平较低的情况下，使用环孢素与癫痫发作相关。肾毒性是环孢素常见的一种剂量相关的副反应，故需要频繁监测肾功能。有时肌酐清除率可能降低≥ 20。包括头痛和感觉异常在内的神经系统副作用也偶尔发生，并且减量或停药可减轻。感染使用环孢素时可出现的一种严重的并发症，尤其是患者病情较重、营养不良或同时应用激素和免疫调节剂治疗时。因此，许多团队会预防用药以预防肺孢子菌肺炎。

Lichtiger 等人进行了一次里程碑式的随机对照研究，确定了环孢素在治疗急性的激素难治性溃疡性结肠炎中的疗效[47]。尽管该试验仅纳入了 20 名患者，但结果惊人。结果显示，在予环孢素 4mg/kg 体重静脉注射的 11 名患者中有 9 名有好转，而安慰剂组无一例有好转，安慰剂组中有 5 名患者随后接受环孢素治疗，结果均有好转。随后的几项研究也证明在激素难治性结肠炎中静脉环孢素有相对高的有效率[48, 49]。在 3 年的随访中，55% 的患者避免了结肠切除术[49]。比利时的一项临床试验比较了低剂量（2mg/kg 体重）和高剂量（4mg/kg 体重）环孢素，并证实到第 8 天时有效率相似（84% vs 86%），而高剂量组高血压发病率较高[50]。最初的环孢素试验是在激素难治的患者中进行，而 D'Haens 等人进一步将住院患者随机分为接受静脉环孢素治疗组和接受静脉甲强龙治疗组并发现两组的应答率相似[51]。英夫利昔单抗的出现给环孢素在治疗急性重症结肠炎治疗中的地位带来了挑战。随机对照试验显示环孢素与英夫利昔单抗有相似的应答率（均与安慰剂相比）。此外，英夫利昔单抗提供了在有应答的患者中作为维持用药的选项，而非单纯只是诱导缓解的桥梁作用。直到最近，仍罕有头对头的数据来指导如何选择治疗方案。但近来Laharie等人在27个欧洲的医疗中心开展了一项开放性试验，将115名患者随机分为环孢素治疗或英夫利昔单抗治疗组，两组均是以硫唑嘌呤起始治疗[52]。在第7和第98天，这两组均达到类似的应答率，且可能需结肠切除的比例相近。

虽然静脉注射他克莫司已经被用于治疗激素难治性溃疡性结肠炎，但仍更常以口服给药。起始剂量常为0.10 ～ 0.15mg/kg，逐渐滴定达到谷浓度10 ～ 20ng/ml的水平。予他克莫司起始治疗的患者也常会转到其他口服免疫调节剂来维持治疗。在一项双盲安慰剂对照试验中，研究了口服他克莫司治疗激素难治性UC住院患者的疗效[53]。在第2周时，他克莫司组的临床有效率显著高于安慰剂组（50% *vs* 13%），同时黏膜愈合率也较高（44% *vs* 13%）。

在克罗恩病中的疗效

关于环孢素治疗CD的有效性的资料较少。高剂量口服环孢素（5 ～ 7.5mg/kg体重）可能改善疾病活动，但近三分之一的患者因副作用而无法耐受治疗[54]。一项随后的随机双盲对照试验发现，低剂量环孢素积极治疗组与安慰剂组相比，复发率没有显著差异（60% *vs* 52%）[55]。小型病例系列支持了环孢素在激素难治性CD中的疗效，尽管仍缺乏高质量的数据来指导环孢素在类似患者中的应用[56, 57]，同时由于有其他有效的疗法，也限制了对环孢素的需求。也有小范围人群的研究发现，在合并肛瘘的患者中，予他克莫司治疗在初始诱导时改善率良好（88% ～ 90%），但在缺乏维持性免疫调节剂治疗的情况下复发率较高。

在CD患者中他克莫司多用于治疗瘘管性疾病。在一项纳入了163例患者的系统性综述中，使用他克莫司治疗管腔内CD的总缓解率为44%。大多数研究是开放性的，没有安慰剂对照组。他克莫司曾被用于单一药物治疗，也曾与AZA或6-MP联合用药来肛周瘘管，效果温和[58]。一项在面向有肛周瘘管或肠道皮肤瘘的CD患者的随机安慰剂对照试验显示，使用他克莫司10周后肛周瘘的改善率为43%，而安慰剂组为8%[59]。同时，常见的副作用包括头痛、血肌酐升高、感觉异常和震颤。

病例思考题

1. 下列哪项副作用不常见于使用硫基嘌呤治疗的CD和UC患者？

   A. 胰腺炎

   B. 结肠炎反而恶化

   C. 发热、关节痛及流感样症状

   D. 淋巴瘤患病风险增加

2. Alexandra是一名25岁女性，患有回盲性CD，非狭窄非穿通型，已起始硫唑嘌呤治疗5个月，目前以150mg qd（2.5mg/kg体重）的适当剂量，来诊随访。她主诉在过去的一个月里，她的腹痛和腹泻逐渐加重。她否认漏服了任何剂量。你检测了硫基嘌呤代谢物的水平：6-TGN 135pmol/8×10^8红细胞，6-MMPN 7500pmol/8×10^8红细胞。以下哪项治疗方案的改变最为合适？

   A. 将AZA增加至200mg qd

   B. 将AZA减量至100mg qd

   C. 加用泼尼松40mg qd，将AZA减量至50mg qd，并加用别嘌呤醇100mg qd

   D. 加用泼尼松40mg qd，继用AZA 150mg qd

3. 下列哪项关于硫基嘌呤类药物治疗的骨髓抑制方面的陈述是正确的？

   A. 大多数出现低白细胞的患者都有中等或偏低的TPMT酶活性

   B. 骨髓抑制只在起始硫基嘌呤治疗的前3个月里出现

   C. 大多数出现骨髓抑制的患者有正常的TPMT酶水平

   D. 6-MMPN水平升高使得使用硫基嘌呤治疗的患者更易出现低白细胞计数

4. 下列哪项关于在CD患者中使用甲氨蝶呤的描述是正确的？

   A. 每周口服甲氨蝶呤15mg对于诱导CD缓解有效

   B. 每周肌注甲氨蝶呤25mg对于诱导CD缓解有效

   C. 没有数据证实甲氨蝶呤在维持CD缓解中的作用

   D. 在CD患者中，甲氨蝶呤与英夫利昔单抗联合用药比单用英夫利昔单抗在1年时有更高的黏膜缓解率

参考文献

1. Gonzalez-Lama，Y.，Bermejo，F.，Lopez-Sanroman，A.，*et al*.（2011）Thiopurine methyl-transferase activity and azathioprine metabolite concentrations do not predict clinical outcome in thiopurine-treated inflammatory bowel disease patients. *Alimentary Pharmacology & Therapeutics*, **34** (5), 544−554.

2. Krynetski, E. Y., Tai, H. L., Yates, C. R., et al. (1996) Genetic polymorphism of thiopurine *S*-methyltransferase: clinical importance and molecular mechanisms. *Pharmacogenetics*, **6** (4), 279−290.

3. Dubinsky, M. C., Lamothe, S., Yang, H. Y., et al. (2000) Pharmacogenomics and metabolite measurement for 6-mercaptopurine therapy in inflammatory bowel disease. *Gastroenterology*, **118** (4), 705−713.

4. Goldenberg, B. A., Rawsthorne, P., and Bernstein, C. N. (2004) The utility of 6-thioguanine metabolite levels in managing patients with inflammatory bowel disease. *American Journal of Gastroenterology*, **99** (9), 1744−1748.

5. Sandborn, W. J., Travis, S., Moro, L., et al. (2012) Once-daily budesonide MMX® extended-release tablets induce remission in patients with mild to moderate ulcerative colitis: results from the CORE I study. *Gastroenterology*, **143** (5), 1218−1226. e2.

6. Jewell, D. P., and Truelove, S. C. (1974) Azathioprine in ulcerative colitis: final report on controlled therapeutic trial. *British Medical Journal*, **4** (5945), 627−630.

7. Timmer, A., McDonald, J. W., Tsoulis, D. J., and Macdonald, J. K. (2012) Azathioprine and 6-mercaptopurine for maintenance of remission in ulcerative colitis. *Cochrane Database of Systematic Reviews*, (**9**), CD000478.

8. Sood, A., Midha, V., Sood, N., and Avasthi, G. (2003) Azathioprine versus sulfasalazine in maintenance of remission in severe ulcerative colitis. *Indian Journal of Gastroenterology*, **22** (3), 79−81.

9. Maté-Jiménez, J., Hermida, C., Cantero-Perona, J., and Moreno-Otero, R. (2000) 6-Mercaptopurine or methotrexate added to prednisone induces and maintains remission in steroid-dependent inflammatory bowel disease. *European Journal of Gastroenterology & Hepatology*, **12** (11), 1227−1233.

10. Hawthorne, A. B., Logan, R. F., Hawkey, C. J., et al. (1992) Randomised controlled trial of azathioprine withdrawal in ulcerative colitis. *BMJ* (*Clinical Research Edition*), **305** (6844), 20−22.

11. Cassinotti, A., Actis, G. C., Duca, P., et al. (2009) Maintenance treatment with azathioprine in ulcerative colitis: outcome and predictive factors after drug withdrawal. *American Journal of Gastroenterology*, **104** (11), 2760−2767.

12. Fraser, A. G., Orchard, T. R., and Jewell, D. P. (2002) The efficacy of azathioprine for the treatment of inflammatory bowel disease: a 30 year review. *Gut*, **50** (4), 485−489.

13. George, J., Present, D. H., Pou, R., et al. (1996) The long-term outcome of ulcerative colitis treated with 6-mercaptopurine. *American Journal of Gastroenterology*, **91** (9), 1711−1714.

14. Teml, A., Schwab, M., Harrer, M., et al. (2005) A prospective, open-label trial of 6-thioguanine in patients with ulcerative or indeterminate colitis. *Scandinavian Journal of Gastroenterology*, **40** (10),

1205−1213.

15. Mahadevan, U., Tremaine, W. J., Johnson, T., *et al.* (2000) Intravenous azathioprine in severe ulcerative colitis: a pilot study. *American Journal of Gastroenterology*, **95** (12), 3463−3468.

16. Chande, N., Tsoulis, D. J., and MacDonald, J. K. (2013) Azathioprine or 6-mercaptopurine for induction of remission in Crohn's disease. *Cochrane Database of Systematic Reviews*, (**4**), CD000545.

17. Candy, S., Wright, J., Gerber, M., *et al.* (1995) A controlled double blind study of azathioprine in the management of Crohn's disease. *Gut*, **37** (5), 674−678.

18. Markowitz, J., Grancher, K., Kohn, N., *et al.* (2000) A multicenter trial of 6-mercaptopurine and prednisone in children with newly diagnosed Crohn's disease. *Gastroenterology*, **119** (4), 895−902.

19. Lemann, M., Mary, J. Y., Colombel, J. F., *et al.* (2005) A randomized, double-blind, controlled withdrawal trial in Crohn's disease patients in long-term remission on azathioprine. *Gastroenterology*, **128** (7), 1812−1818.

20. Vilien, M., Dahlerup, J. F., Munck, L. K., *et al.* (2004) Randomized controlled azathioprine withdrawal after more than two years treatment in Crohn's disease: increased relapse rate the following year. *Alimentary Pharmacology & Therapeutics*, **19** (11), 1147−1152.

21. Treton, X., Bouhnik, Y., Mary, J. Y., *et al.* (2009) Azathioprine withdrawal in patients with Crohn's disease maintained on prolonged remission: a high risk of relapse.

Clinical Gastroenterology and Hepatology, **7** (1), 80−85.

22. Panes, J., Lopez-Sanroman, A., Bermejo, F., *et al.* (2013) Early azathioprine therapy is no more effective than placebo for newly diagnosed Crohn's disease. *Gastroenterology*, **145** (4), 766−774. e1.

23. Cosnes, J., Bourrier, A., Laharie, D., *et al.* (2013) Early administration of azathioprine vs conventional management of Crohn's disease: a randomized controlled trial. *Gastroenterology*, **145** (4), 758−765. e2.

24. Lecomte, T., Contou, J. F., Beaugerie, L., *et al.* (2003) Predictive factors of response of perianal Crohn's disease to azathioprine or 6-mercaptopurine. *Diseases of the Colon and Rectum*, **46** (11), 1469−1475.

25. Haber, C. J., Meltzer, S. J., Present, D. H., and Korelitz, B. I. (1986) Nature and course of pancreatitis caused by 6-mercaptopurine in the treatment of inflammatory bowel disease. *Gastroenterology*, **91** (4), 982−986.

26. Ledder, O. D., Lemberg, D. A., Ooi, C. Y., and Day, A. S. (2013) Are thiopurines always contraindicated after thiopurine induced pancreatitis in inflammatory bowel disease? *Journal of Pediatric Gastroenterology and Nutrition*, **57** (5), 583−586.

27. Colombel, J. F., Ferrari, N., Debuysere, H., *et al.* (2000) Genotypic analysis of thiopurine *S*-methyltransferase in patients with Crohn's disease and severe myelosuppression during azathioprine therapy. *Gastro-*

enterology, **118**（6）, 1025－1030.

28. Leung, Y., Sparrow, M. P., Schwartz, M., and Hanauer, S. B.（2009）Long term efficacy and safety of allopurinol and azathioprine or 6-mercaptopurine in patients with inflammatory bowel disease. *Journal of Crohn's & Colitis*, **3**（3）, 162－167.

29. Sparrow, M.P., Hande, S.A., Friedman, S., *et al.*（2007）Effect of allopurinol on clinical outcomes in inflammatory bowel disease nonresponders to azathioprine or 6-mercaptopurine. *Clinical Gastroenterology and Hepatology*, **5**（2）, 209－214.

30. Toruner, M., Loftus, E. V., Jr., Harmsen, W. S., *et al.*（2008）Risk factors for opportunistic infections in patients with inflammatory bowel disease. *Gastroenterology*, **134**（4）, 929－936.

31. Khan, N., Abbas, A. M., Lichtenstein, G. R., *et al.*（2013）Risk of lymphoma in patients with ulcerative colitis treated with thiopurines: a nationwide retrospective cohort study. *Gastroenterology*, **145**（5）, 1007－1015. e3.

32. Beaugerie, L., Brousse, N., Bouvier, A. M., *et al.*（2009）Lymphoproliferative disorders in patients receiving thiopurines for inflammatory bowel disease: a prospective observational cohort study. *Lancet*, **374**（9701）, 1617－1625.

33. Kotlyar, D. S., Osterman, M. T., Diamond, R. H., *et al.*（2011）A systematic review of factors that contribute to hepatosplenic T-cell lymphoma in patients with inflammatory bowel disease. *Clinical Gastroenterology and Hepatology*, **9**（1）, 36－41. e1.

34. Peyrin-Biroulet, L., Khosrotehrani, K., Carrat, F., *et al.*（2011）Increased risk for nonmelanoma skin cancers in patients who receive thiopurines for inflammatory bowel disease. *Gastroenterology*, **141**（5）, 1621－1628. e5.

35. Long, M. D., Martin, C. F., Pipkin, C. A., *et al.*（2012）Risk of melanoma and nonmelanoma skin cancer among patients with inflammatory bowel disease. *Gastroenterology*, **143**（2）, 390－399. e1.

36. Fraser, A. G., Orchard, T. R., Robinson, E. M., and Jewell, D. P.（2002）Long-term risk of malignancy after treatment of inflammatory bowel disease with azathioprine. *Alimentary Pharmacology & Therapeutics*, **16**（7）, 1225－1232.

37. Oren, R., Arber, N., Odes, S., *et al.*（1996）Methotrexate in chronic active ulcerative colitis: a double-blind, randomized, Israeli multicenter trial. *Gastroenterology*, **110**（5）, 1416－1421.

38. Manosa, M., Garcia, V., Castro, L., *et al.*（2011）Methotrexate in ulcerative colitis: a Spanish multicentric study on clinical use and efficacy. *Journal of Crohn's & Colitis*, **5**（5）, 397－401.

39. Feagan, B. G., Rochon, J., Fedorak, R. N., *et al.*（1995）Methotrexate for the treatment of Crohn's disease. The North American Crohn's Study Group Investigators. *New England Journal of Medicine*, **332**（5）, 292－297.

40. Feagan, B. G., Fedorak, R. N., Irvine, E. J., *et al.*（2000）A comparison of methotrexate with placebo for the maintenance of remission in Crohn's disease. The North American Crohn's Study Group Investigators. *New England Journal of*

Medicine，**342**（22），1627−1632.

41. Feagan，B. G.，McDonald，J. W.，Panaccione，R.，*et al*.（2014）Methotrexate in combination with infliximab is no more effective than infliximab alone in patients with Crohn's disease. *Gastroenterology*，**146**（3），681−688. e1.

42. Weiss，B.，Lerner，A.，Shapiro，R.，*et al*.（2009）Methotrexate treatment in pediatric Crohn disease patients intolerant or resistant to purine analogues. *Journal of Pediatric Gastroenterology and Nutrition*，**48**（5），526−530.

43. Turner，D.，Grossman，A. B.，Rosh，J.，*et al*.（2007）Methotrexate following unsuccessful thiopurine therapy in pediatric Crohn's disease. *American Journal of Gastroenterology*，**102**（12），2804−2812；quiz，2803，2813.

44. Aithal，G. P.（2011）Hepatotoxicity related to antirheumatic drugs. *Nature Reviews Rheumatology*，**7**（3），139−150.

45. Davila-Fajardo，C. L.，Swen，J. J.，Cabeza Barrera，J.，and Guchelaar，H. J.（2013）Genetic risk factors for drug-induced liver injury in rheumatoid arthritis patients using low-dose methotrexate. *Pharmacogenomics*，**14**（1），63−73.

46. Cohen，R. D.，Stein，R.，and Hanauer，S. B.（1999）Intravenous cyclosporin in ulcerative colitis：a five-year experience. *American Journal of Gastroenterology*，**94**（6），1587−1592.

47. Lichtiger，S.，Present，D. H.，Kornbluth，A.，*et al*.（1994）Cyclosporine in severe ulcerative colitis refractory to steroid therapy. *New England Journal of Medicine*，**330**（26），1841−1845.

48. Carbonnel，F.，Boruchowicz，A.，Duclos，B.，*et al*.（1996）Intravenous cyclosporine in attacks of ulcerative colitis：short-term and long-term responses. *Digestive Diseases and Sciences*，**41**（12），2471−2476.

49. Arts，J.，D'Haens，G.，Zeegers，M.，*et al*.（2004）Long-term outcome of treatment with intravenous cyclosporin in patients with severe ulcerative colitis. *Inflammatory Bowel Diseases*，**10**（2），73−78.

50. Van Assche，G.，D'Haens，G.，Noman，M.，*et al*.（2003）Randomized，double-blind comparison of 4 mg/kg versus 2 mg/kg intravenous cyclosporine in severe ulcerative colitis. *Gastroenterology*，**125**（4），1025−1031.

51. D'Haens，G.，Lemmens，L.，Geboes，K.，*et al*.（2001）Intravenous cyclosporine versus intravenous corticosteroids as single therapy for severe attacks of ulcerative colitis. *Gastroenterology*，**120**（6），1323−1329.

52. Laharie，D.，Bourreille，A.，Branche，J.，*et al*.（2012）Ciclosporin versus infliximab in patients with severe ulcerative colitis refractory to intravenous steroids：a parallel，open-label randomised controlled trial. *Lancet*，**380**（9857），1909−1915.

53. Ogata，H.，Kato，J.，Hirai，F.，*et al*.（2012）Double-blind，placebo-controlled trial of oral tacrolimus（FK506）in the management of hospitalized patients with steroid-refractory ulcerative colitis. *Inflammatory Bowel Diseases*，**18**（5），803−808.

54. Brynskov，J.，Freund，L.，Rasmussen，S.

N., *et al.*（1989）A placebo-controlled, double-blind, randomized trial of cyclosporine therapy in active chronic Crohn's disease. *New England Journal of Medicine*, **321**（13）, 845−850.

55. Feagan, B. G., McDonald, J. W., Rochon, J., *et al.*（1994）Low-dose cyclosporine for the treatment of Crohn's disease. The Canadian Crohn's Relapse Prevention Trial Investigators. *New England Journal of Medicine*, **330**（26）, 1846−1851.

56. Santos, J. V., Baudet, J. A., Casellas, F. J., *et al.*（1995）Intravenous cyclosporine for steroid-refractory attacks of Crohn's disease. Short-and long-term results. *Journal of Clinical Gastroenterology*, **20**（3）, 207−210.

57. Mahdi, G., Israel, D. M., and Hassall, E.（1996）Cyclosporine and 6-mercaptopurine for active, refractory Crohn's colitis in children. *American Journal of Gastroenterology*, **91**（7）, 1355−1359.

58. Lowry, P. W., Weaver, A. L., Tremaine, W. J., and Sandborn, W. J.（1999）Combination therapy with oral tacrolimus（FK506）and azathioprine or 6-mercaptopurine for treatment-refractory Crohn's disease perianal fistulae. *Inflammatory Bowel Diseases*, **5**（4）, 239−245.

59. Sandborn, W. J., Present, D. H., Isaacs, K. L., *et al.*（2003）Tacrolimus for the treatment of fistulas in patients with Crohn's disease: a randomized, placebo-controlled trial. *Gastroenterology*, **125**（2）, 380−388.

思考题解析

1. 答案：B。多达5%的使用硫基嘌呤治疗的患者会发生胰腺炎。治疗过程中结肠炎矛盾性恶化加重可能见于使用氨基水杨酸的患者，但是在使用硫唑嘌呤或6-MP的患者中未见报道。有报道发热、关节痛和系统性流感样症状被报道可见于起始开始使用硫基嘌呤治疗1月内的患者。硫基嘌呤类药物同时与淋巴瘤患病风险增加2～4倍有关，主要是非霍奇金淋巴瘤。

2. 答案：C。大约15%的起始硫基嘌呤治疗的患者人群会更倾向于从硫唑嘌呤或6-MP的代谢产物6-MMPN为6-甲基巯基嘌呤及产物。这类患者有低于治疗水平的6-硫鸟嘌呤TGN和升高的6-甲基巯基嘌呤MMPN水平，并且增加硫基嘌呤药物的剂量可能导致不平衡的6-甲基巯基嘌呤MMPN水平增高而并但不能显著增高6-硫鸟嘌呤TGN的浓度以达到治疗范围。在这部分患者中，加用别嘌醇可以逆转这种代谢途径的转换并增加起治疗作用的6-TGN硫鸟嘌呤的水平。但是，开始使用别嘌醇需要同时将原先的免疫调节剂的剂量降低 50% ～ 75% 以避免严重的骨髓抑制。

3. 答案：C。尽管有低或中等程度 TPMT 酶活性的患者更易于出现骨髓抑制，大多数接受硫基嘌呤治疗并发生 WBC 计数降低的患者仍是 TPMT 正常表型的。此外，低白细胞计数的发生时间可长至起始硫基嘌呤治疗 1 年甚至更久之后。在使用硫基嘌呤治疗的患者中升高的 6- 甲基硫基嘌呤 MMPN 水平与肝毒性而非骨髓抑制有关。

4. 答案：B。在一项纳入 141 例活动性克罗恩病患者的随机双盲对照试验中，患者被随机分为甲氨蝶呤和安慰剂组，Feagan 等人证实在 16 周结束的时候，39% 的甲氨蝶呤组患者达到临床缓解，而安慰剂对照组仅 19%[39]。在试验的维持期使用每周 15mg 甲氨蝶呤肌注方案，与安慰剂对照组相比，更大比例的甲氨蝶呤用药者在 1 年时维持缓解的比例更高。在 COMMIT 研究中，在起始用激素治疗的 CD 患者中，联合甲氨蝶呤和英夫利昔单抗治疗的有效性与单用英夫利昔单抗治疗的有效性相似。

（杨莹韵 译 杨 红 校）

8

生物制剂

临床要点

- 严格进行的大规模随机对照试验确定了三种针对肿瘤坏死因子α的生物单克隆抗体（TNF-α单抗）在诱导和维持克罗恩病（CD）缓解中的作用（英夫利昔单抗、阿达木单抗和赛妥珠单抗Pegol），以及三种生物制剂在诱导和维持溃疡性结肠炎（UC）缓解中的疗效（英夫利昔单抗、阿达木单抗和戈利木单抗）。

- 在开始使用抗TNF-α单抗生物制剂治疗之前，必须筛查潜在的结核和乙型肝炎感染。

- 对抗TNF-α单抗生物制剂治疗适应答可以通过客观的炎症活动的证据证实，可以通过检测抗药抗体的存在和英夫利昔单抗或阿达木单抗的谷浓度来优化治疗方法。由于免疫原性引起的反应丧失可以通过切换到其他抗TNF-α单抗生物制剂来解决，而如果在合适的谷浓度下仍有持续的炎症则应该切换到具有不同

- 作用机制的药物（例如整合素抑制剂）。如果没有抗抗体但谷浓度不够则可以通过增加英夫利昔单抗或阿达木单抗的剂量来解决。

- 与单独使用任何一种药物相比，在初治的CD患者中应用硫唑嘌呤和英夫利昔单抗联合治疗的无激素缓解和黏膜愈合率更高。

- 那他珠单抗（natalizumab）是一种α_4整合素抑制剂，在诱导和维持CD反应中有效，但有发生罕见通常致命的进行性多灶性白质脑病（PML）的风险，尤其是在JC病毒血清反应阳性或曾接受过免疫抑制治疗的患者中。

- 维多珠单抗（vedolizumab）是一种选择性$\alpha_4\beta_1$整合素抑制剂，在CD和UC的诱导和维持缓解中均有效。且由于是肠道选择性整合素抑制，它可能与PML的风险无关。

生物疗法的出现彻底改变了炎症性肠病（IBD）的治疗方法，提高了我们达

成缓解和黏膜愈合的能力，并减少了克罗恩病（CD）和溃疡性结肠炎（UC）患者对IBD相关手术和住院的需求。严格的大规模随机对照试验（RCTs）已经确定了三种针对肿瘤坏死因子α（TNF-α单抗）的生物单克隆抗体在诱导和维持CD缓解中的作用（英夫利昔单抗、阿达木单抗和赛妥珠单抗Pegol），以及三种生物制剂在诱导和维持UC缓解中的疗效（英夫利昔单抗、阿达木单抗和戈利木单抗）。几乎没有将生物疗法与常规免疫抑制剂进行头对头比较的研究，并且比较不同生物制剂治疗有效性的数据也很有限。这些生物制剂的诱导方案，维持剂量和在反应丧失时可用的剂量增加方案各不相同（表8.1）。

表8.1　在克罗恩病和溃疡性结肠炎中生物制剂的常用剂量和给药途径

制　剂	作用机制	给药途径	诱导剂量	维持剂量	无应答后处理方案
英夫利昔单抗	TNF-α单抗	静脉	第0、2、6周5mg/kg体重	每8周5mg/kg体重	增加剂量至10mg/kg体重或缩短间隔至每4周
阿达木单抗	TNF-α单抗	皮下	第0周160mg，第2周80mg	每2周40mg	增加剂量至每周40mg
赛妥珠单抗Pegol[a]	TNF-α单抗	皮下	第0、2周400mg	每4周400mg	第二周时400mg负荷量
戈利木单抗[b]	TNF-α单抗	皮下	第0周200mg，第2周100mg	第6周100mg，之后每4周100mg	—
那他珠单抗[a]	抗整合素（α整合整合素）	静脉	第0、4周300mg	每4周300mg	—
维多珠单抗	抗整合素（α整合素（整合素）	静脉	第0、2、6周300mg	每8周300mg	—

a. 只适用于克罗恩病

b. 只适用于溃疡性结肠炎

英夫利昔单抗

英夫利昔单抗是一种针对TNF-α单抗的嵌合小鼠/人单克隆IgG1抗体，其包含25%的可变鼠Fab片段，连接至75%的人Fc片段[1]。它通过与膜结合和游离的TNF-α单抗结合而发挥作用，阻止其与TNF-α单抗R1和TNF-α单抗R2两种受体结合。英夫利昔单抗和阿达木单抗中的Fc区域也介导表达TNF-α单抗的细胞的凋亡；缺少Fc片段的赛妥珠单抗Pegol则没有这种作用。所有这三种药物均可降低IBD中重要的炎症介质TNF-α单抗的水平。抗TNF-α单抗药物也可降低白介素-6（IL-6）和其他急性期反应物［如C反应蛋白（CRP）］的水平，并抑制脂多糖（LPS）刺激后IL-1β的产生[1]。英夫利昔单抗治疗还可以降低应激蛋白如中性粒细胞-明胶酶相关脂质运载蛋白的表达[2]。

英夫利昔单抗以起始剂量5mg/kg体重静脉用药。更低剂量尽管用于风湿性关节炎，但尚未显示对IBD有效。诱导阶段给药在第0、2和6周进行。最初以按需给药的间歇性维持用药策略，但不久就意识到这与高免疫原性发生率、输注反应和疗效丧失有关。因此，采用了定期维持给药的做法，每8周静脉给药1次。英夫利昔单抗的剂量增加方案，可每次给药剂量增至10mg/kg体重，或可输注间隔缩短至每4周给药1次的频率，两种策略的有效率相似[3]。对治疗的依从性至关重要，因为不规律的药物暴露会降低治疗的持久性[4]。预先予激素和合用免疫调节治疗可以降低英夫利昔单抗抗体（ATI）（先前被称为人抗嵌合抗体，anti-chimeric antibodies，HACAs）的产生率，并可以保持治疗的持久性[5]。

在溃疡性结肠炎中的疗效

ACT1和ACT2研究确定了英夫利昔单抗在UC中的疗效。在研究中，将364名中重度活动的UC患者随机分配接受安慰剂或5mg/kg体重或10mg/kg体重的英夫利昔单抗，在标准诱导剂量后每8周给药1次。ACT2研究持续时间为30周，ACT1研究持续时间为54周。在ACT1研究的第8周，接受5mg/kg体重和10mg/kg体重的英夫利昔单抗组中各有69%和62%的患者达到了临床应答的主要终点，而安慰剂组为37%。在ACT2试验中观察到了相似的结果[6]（图8.1）。两组之间的感染率或其他不良反应率没有差异。英夫利昔单抗治疗组结肠切除术的累积发生率（10%）也低于安慰剂组（17%）[7]。不仅英夫利昔单抗组有更高的临床应答率，而且更高的黏膜愈合率以及更高的第8周时的早期黏膜愈合率，使得在54周全过程中结肠切除术的需求减少[8]。在儿童UC中，以相似的剂量和间隔给药，也发现了相似的效果[9]。

许多研究已评价英夫利昔单抗在中重度UC患者中的应用，但只少数RCT观察其在住院患者中治疗急性重度激素难治性UC的疗效。在一项纳入11名患者的研究中，半数接受英夫利昔单抗的患者在2周时获得治疗成功，而接受安慰剂的患者则均没有[10]。Jarnerot等人进行的大规模RCT则证实单剂量5mg/kg体重英夫利昔单抗治疗的患者在3个月时结肠切除率（29%）低于安慰剂（67%）[11]。长期随访则显示直至3年仍可继续观察到获益，虽然大部分的治疗获益是短期的[12]。

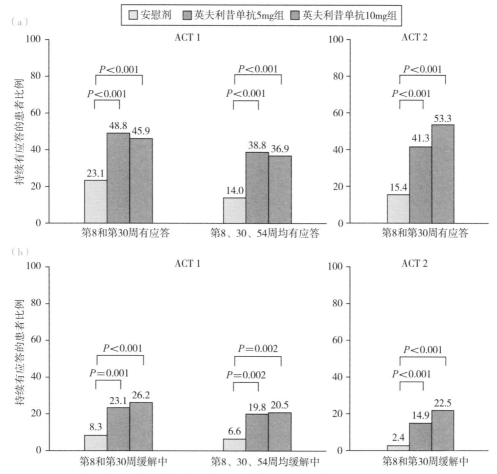

图 8.1　英夫利昔单抗在溃疡性结肠炎患者维持治疗中的疗效：在 ACT1 和 ACT2 研究中
（a）持续有临床应答的患者比例，（b）持续维持临床缓解的患者比例

引自 Rutgeerts et al.2005[6]。已获得 Massachusetts Medical Society 许可。

在克罗恩病中的疗效

　　大量数据支持英夫利昔单抗在腔内 CD 和瘘管 CD 中的应用。van Dullemen 等人认识到 CD 患者的血 TNF-α 单抗浓度升高，并首次报道了在 10 例 CD 患者中使用针对 TNF-α 单抗的嵌合单克隆抗体（cA2）[13]。在单剂用药 4 周内，8 名患者的 CD 活动指数（CDAI）正常、溃疡愈合。Targan 等人则报道了首个中重度 CD 患者的随机试验结果，纳入的 108 例患者随机分为 5mg/kg 体重、10mg/kg 体重、20mg/kg 体重和安慰剂组。在第 4 周时，5mg/kg 体重组中 81% 的患者有临床应答，而安慰剂组为17%，鉴于之前CD治疗方法的疗效不高，其获益尤为显著[14]。然而，接受单次输注英夫利昔单抗的患者中很大一部分在输注后平均8.5周内复发。随后，具有里程碑意义的ACCENT Ⅰ研究证明了英夫利昔单抗维持治疗的疗效。共573例中重度CD患者接受了5mg/kg体重剂量的英夫利昔单抗治疗。在第2周对用药有反应的患者被随机分为在第2周和第6周时接受英夫利昔单抗5mg/kg体重治疗组或安慰剂组，之后再次随机分为英夫利昔单抗5mg/kg体重组、10mg/kg体重组和安慰剂组，以每8周给1次维持用药的间隔，用至46周。共有58%的患者对英夫利昔单抗的初始治疗有反应。在第30周时，21%的安慰剂组患者处于缓解期，而5mg/kg体重组和10mg/kg体重组处于缓解期的患者比例分别为39%和45%[15]（图8.2）。进一步的分析证实规律的英夫利昔单抗维持治疗与生活质量的

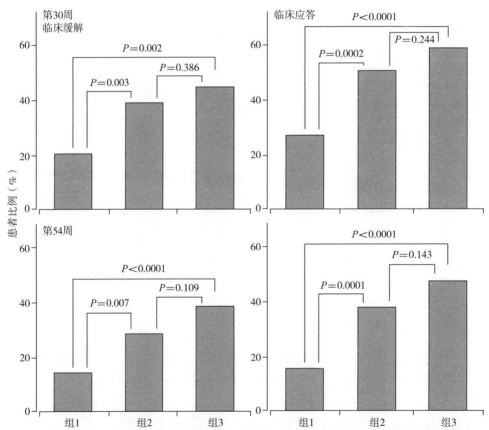

图8.2 英夫利昔单抗在克罗恩病中的疗效：在ACCENT Ⅰ随机临床试验中在第2周有应答的患者的临床应答和临床缓解率。组1、2、3分别对应以安慰剂、5mg/kg体重、10mg/kg体重维持治疗组
来源：改编自Hanauer et al.2002[15]。已获得Elsevier许可。

提高以及在第54周时更高的完全黏膜缓解率相关，并且有降低住院率的趋势[16]。而间歇性的英夫利昔单抗给药则与抗抗体生成的发生率增高[17]、长期疗效的降低和输液反应风险增加有关[18]。

几个观察性队列研究证实了英夫利昔单抗在维持腔内CD缓解方面的持久疗效。在一项纳入了614例接受英夫利昔单抗治疗的患者的长期研究中，63%的接受长期治疗的患者观察到持续获益。持续的英夫利昔单抗使用与更高的激素停药率、住院率和手术率的降低有关[19]。英夫利昔单抗治疗反应丧失的年化风险为13%[20]。在那些失效的患者中，76%的人能在剂量强化后恢复缓解[21, 22]，其中许多人能够将缓解维持1年或更长时间[23]。治疗药物监测已被证明是评估反应丧失的机制和优化英夫利昔单抗剂量的成功策略（图8.3）。较低的英夫利昔单抗血药浓度与更低的应答率和内镜愈合率相关。在有免疫原性和英夫利昔单抗抗体产生的情境下可观察到降低的药物浓度。在来自483例使用英夫利昔单抗的CD患者的1487个血清谷浓度样本中，约四分之三（77%）可检测到谷浓度，而23%无法检测到英夫利昔单抗浓度[24]。在那些无法检测到谷浓度的样本中超过三分之

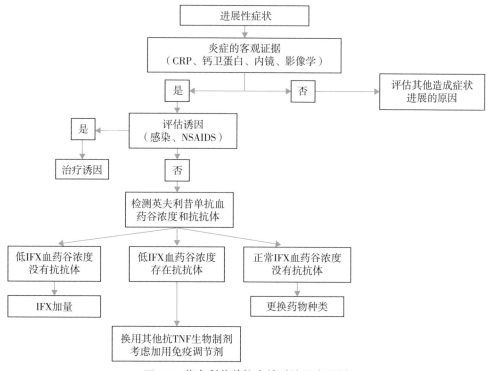

图8.3 英夫利昔单抗失效时处理流程图

二有抗英夫利昔单抗抗体存在。达到3μg/ml的治疗浓度或更高浓度，与更高的缓解率相关。由于抗抗体的产生而血药浓度偏低的患者多可以通过换用为另一种抗TNF-α单抗生物制剂获益，这是由于这些抗体通常在不同的抗TNF-α单抗生物制剂之间没有交叉反应。而因非免疫介导的清除（如严重疾病中的粪便流失）而导致低谷浓度水平的患者可能受益于剂量增加，而如已达到3μg/ml或更高的谷浓度水平，但仍有持续性炎症状态的患者则不太可能对另一种抗TNF-α单抗生物制剂产生应答，或可合用或换用属于不同治疗类别的药物[25]。

可用于指导选择不同生物制剂或免疫调节剂，抑或指导选择不同的抗TNF-α单抗生物制剂的比较有效性的数据都很有限。SONIC试验是首次将英夫利昔单抗与常规治疗进行头对头比较的研究，其将初治的CD患者随机分为硫唑嘌呤组、英夫利昔单抗组或两种药物联合治疗组[22]。在研究结束时，接受联合治疗的患者中有57%达到了无激素临床缓解的主要研究终点，而英夫利昔单抗组为44%，硫唑嘌呤组为30%（图8.4）。在治疗第50周时也可以观察到类似的趋势。相较于硫唑嘌呤组，联合治疗组和英夫利昔单抗组的黏膜愈合率更高。这项具有里程碑意义的研究也

（a）

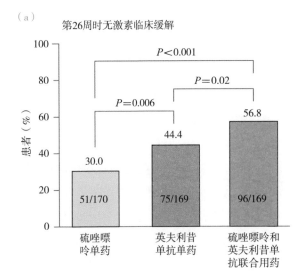

（b）

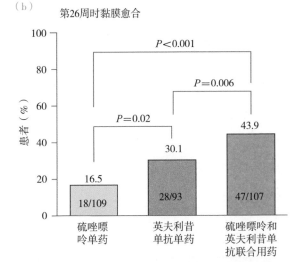

图8.4　比较硫唑嘌呤、英夫利昔单抗和联合治疗方案的疗效：SONIC试验中26周时（a）无激素临床缓解率和（b）黏膜愈合情况

引自Colombel et al.2010[63]。已获得Massachusetts Medical Society许可。

确定了免疫调节剂-英夫利昔单抗联合治疗与更低的英夫利昔单抗抗体产生率和更高的英夫利昔单抗血药谷浓度有关。在英夫利昔单抗维持治疗中停用联合的免疫抑制剂的研究也支持了免疫调节剂和英夫利昔单抗联合用药的获益。在一个开放标签的维持治疗的随机试验中，比较联合用药和单用英夫利昔单抗维持，尽管相似比例的患者在2年时可维持英夫利昔单抗治疗而无需调整剂量或给药间隔，联合用药组的英夫利昔单抗血药谷浓度更高，并且CRP水平也更低一些[26]。英夫利昔单抗在儿童克罗恩病患者中也显示出疗效，对比成人的英夫利昔单抗研究结果而言，在第10周和第54周时显示了更高的应答率[27]。

ACCENT II研究则确立了英夫利昔单抗在瘘管型CD中的作用，研究中以每8周用药1次的间隔予5mg/kg体重剂量的英夫利昔单抗维持用药，相较于空白对照（19%），与更高的无瘘管引流率（36%）相关[28]。英夫利昔单抗也被可以有效达成直肠阴道瘘的短期内愈合[29]。在一项纳入了156名因肛周瘘管形成接受英夫利昔单抗治疗的CD患者的长期观察性队列研究中，在经过中位随访时间250周的随访后，69%的患者至少有一处瘘管闭合，而1年和5年的瘘管闭合率分别为40%和65%[30]。

安全性

生物制剂使用过程中出现副作用不太常见，但可能会很严重。输液反应会出现在使用英夫利昔单抗治疗的5%～20%的患者中，并且既可以出现在输液过程中也可以出现在随后的几天里[31, 32]。急性的输液反应通常发生在输注过程中或之后短时间内，表现为胸闷或胸痛、气短、潮红、荨麻疹和发热。延迟的输液反应有类似的症状，但还可能包括关节痛和感冒样症状，并且发生在输注后2～14天。过敏反应较为罕见[31]。在有抗英夫利昔单抗抗体的情况下输液反应更加常见，但并不需要中和性抗体。间断给药会增加输液反应的风险，而联合应用免疫抑制治疗或予氢化可的松预处理可能减少抗体形成和输液反应的风险。由于英夫利昔单抗的抗体通常对其他抗TNF-α单抗生物制剂没有交叉反应，予其他抗TNF-α单抗抑制剂注射后输液反应样症状复发的可能性较小。

感染是生物制剂使用时另一个重要的副作用；在UC患者而非CD患者中，感染风险随着加用免疫调节剂而进一步轻度增加；而若合用激素治疗则在UC和CD这两类患者中感染风险均增加[33]。在一个多中心协作的，因各种自身免疫性疾病使用这些生物制剂治疗的研究中，结果提示在新使用抗TNF-α单抗抑制剂的

IBD患者中因严重感染的入院风险为每百人年11人，而使用其他免疫抑制治疗的为每百人年10人[34]。在一项纳入了500名起始英夫利昔单抗治疗的患者的大型队列中，有48人发生了感染；最常见的严重感染包括肺炎、病毒感染、腹腔脓肿和败血症[32]。在最新的关于克罗恩病的治疗、资源、评估与评价工具（Crohn 关于 Therapy，Resource，Evaluation，and Assessment Tool，TREAT）注册研究中（这是在美国的一个前瞻性观察性队列，纳入了3420例起始英夫利昔单抗治疗的患者，并且总随访时间为17712人年）发现，英夫利昔单抗的使用与感染风险轻中度增加有关（HR 1.43，95% CI 1.11～1.84），感染的绝对风险是每100人年2例感染。最常见的感染是肺炎（19%）、腹腔脓肿（9%）和败血症（7%）。严重的分枝杆菌或真菌感染并不常见，但也包括结核和非结核分枝杆菌、肺孢子菌感染、全身性念珠菌病和其他的真菌血症[35]。值得关注的，生物制剂治疗时可能会发生结核复燃。因此，所有患者在起始治疗前都需要筛查潜伏的结合感染，用结核菌素皮肤试验（PPD）或干扰素γ释放试验（QuantiFERON-TB Gold，T-SPOT）均可，后者更不易受到免疫抑制的影响。潜伏结合感染筛查阳性的患者需要在开始抗TNF-α单抗治疗前接受异烟肼或利福平的治疗。一项关于在临床试验中使用抗TNF-α单抗生物制剂治疗的机会性感染的系统性综述显示机会性感染发生率增加2倍，但造成伤害的数目需高达500[36]。乙型肝炎病毒再激活也见于接受和起始抗TNF-α单抗制剂治疗的患者。在起始生物制剂治疗前筛查病毒携带状态或既往感染就非常重要。而现症或既往的丙型感染病毒感染则不被生物制剂影响。

长时间治疗相关的恶性肿瘤的发生是使用生物制剂的另一个重要顾虑。不过，目前为止得到的数据表明对大多数肿瘤尚无此顾虑。在一个丹麦的纳入了651例予英夫利昔单抗治疗的患者队列中，4人发生癌症，而期望值是5.9（SIR 0.7，95% CI 0.2～1.7）。临床实验和其他观察性队列的合并分析没有显示出在使用英夫利昔单抗后实体肿瘤总的发生风险增加[33, 37]。英夫利昔单抗的使用与非霍奇金淋巴瘤（SIR 3.23，95% CI 1.5～6.9）的风险适度增加有关，但绝对风险仍然较低（6.1/10 000人年）。抗TNF-α单抗生物制剂的使用也会使黑色素瘤的风险增加两倍[38]。

抗TNF-α单抗生物制剂可与反常的免疫介导的副作用相关，这包括药物诱导的狼疮样反应和银屑病。这些自身免疫性疾病背后的发病机制尚不清楚，特别是生物制剂原本对一部分同样的这些疾病的治疗是有效的。在接受抗TNF-α单抗生物治疗的患者中出现新发皮疹，尤其是分布于掌跖的皮疹，应考虑抗TNF-α单抗治疗诱发的银屑病。这种情况可能对局部治疗有反应，尽管在极少数患者中，可能需要停止使用这种药物，并且病变可能在换用另一种抗TNF-α单抗生物制剂时反复。与抗TNF-α单抗生物制剂相关的药物性红斑狼疮（DILE）中，抗组蛋白抗体的阳性率较低（与其他DILE相比），但患者经常表现出抗核抗体和抗双链DNA抗体升高。通常，出现这种矛盾的并发症需要停用相关药物。随后再次使用另一种抗TNF-α单抗生物制剂的可能还会导致小部分患者复发，故换用不同的药物类别可能更可取。在一项随机对照研究中，英夫利昔单抗与有中重度充血性心力衰竭的患者的预后较差有关，因此失代偿性心脏病是使用这类治疗的禁忌证[39]。此外，脱髓鞘疾病和肿瘤也是其禁忌证。

阿达木单抗

阿达木单抗是人源化的抗TNF-α单抗。其用于成人的用法为在第0周和第2周分别皮下注射160mg和80mg的负荷剂量，然后从第4周开始，每2周皮下注射40mg作为维持用药方案。这种剂量不同于阿达木单抗用于其他自身免疫性疾病，在那些疾病中通常不给负荷量。但在CD患者中，若不给负荷剂量反应率就较低。与使用英夫利昔单抗所观察到的相似，阿达木单抗治疗失应答的风险为20%每人年。失应答可以通过增加剂量至每周40mg来治疗，这在四分之三的患者中可恢复应答[40]。阿达木单抗的副作用与英夫利昔单抗相似。而阿达木单抗特有的反应包括注射部位反应，可发生在约20%的患者中。与英夫利昔单抗相似，治疗药物监测在优化治疗策略和指导剂量调增中可能发挥重要作用，尽管对最佳药物浓度和如何处理抗药抗体的所知尚甚少。

在溃疡性结肠炎中的疗效

在UC患者中阿木单抗的疗效最初是通过一项小规模开放性的针对英夫利昔单抗失应答的患者显示出来的[25, 41, 42]。之后，Reinisch等人发起了一项RCT，他们将186例中重度的Mayo评分≥6分的UC患者随机分为阿达木单抗和安慰剂组。在第8周时，19%的阿达木单抗组患者达到缓解，而安慰剂组仅9%[43]。而首次接受抗TNF-α单抗生物制剂治疗的患者比曾应用抗TNF-α单抗生物制剂治疗而失效的患者有更高的缓解率。而在关于阿达木单抗维持用药的ULTRA2试验中，阿达木隔周皮下注射40mg的患者有22%在第52周时处于缓解，而接受安慰剂治疗的患者仅12%在第52周时处于缓解。

在克罗恩病中的疗效

　　已有多项临床试验证实了阿达木单抗在腔内CD和瘘管CD中的作用。CLASSIC 1试验将299名未接受过抗TNF-α单抗治疗的中重度克罗恩病患者随机分组，接受不同方案的阿达木单抗皮下注射治疗。（40mg / 20mg，80mg / 40mg和160mg / 80mg，或安慰剂）。在第4周时，40mg / 20mg组中有18%的患者达到了缓解的主要终点，在80mg / 40mg组和160mg / 80mg组中分别为24%和36%，而安慰剂组中达到缓解主要终点的患者只有12%[44]。唯一具有统计学意义的治疗组是160mg / 80mg的负荷剂量，因此将其确立为标准诱导方案。GAIN试验测定了325例英夫利昔单抗治疗无效或不耐受的患者中阿达木单抗诱导的作用。在第4周时，阿达木单抗组的患者中有21%达到了缓解，而安慰剂组的患者中只有7%达到了缓解，绝对差值为14%。与CLASSIC试验相比，GAIN试验的获益较小，凸显出在已经接受抗TNF-α单抗药物治疗失败的患者中，后续使用抗TNF-α单抗抑制剂的缓解率降低。此外，GAIN试验中对英夫利昔单抗原发性无应答的患者对阿达木单抗的应答率低于因其他原因停止英夫利昔单抗治疗或继发性反应丧失的患者[45]。

　　阿达木单抗的维持方案已在CLASSIC Ⅱ和CHARM试验中确定。CLASSIC Ⅱ试验将CLASSIC Ⅰ试验中55名在第4周缓解的患者再次随机分组，分别接受每隔一周40mg阿达木单抗、每周40mg阿达木单抗或安慰剂治疗，随访至56周。CLASSIC I试验末期未缓解的患者每隔一周接受开放标签阿达木单抗40mg，如失应答则增加至每周40mg。在研究结束时，55名随机分组患者中，每隔一周阿达木单抗组中有79%的患者在第56周时缓解，每周40mg阿达木单抗组中有83%的患者在第56周时缓解，而安慰剂组为44%。CHARM试验包括在第0周使用开放标签的80mg阿达木单抗和在第2周使用40mg作为诱导方案，然后将患者随机分为每隔一周40mg组、每周40mg组或安慰剂组治疗至第56周。与安慰剂组（12%）相比，每隔一周40mg（36%）和每周40mg（41%）的患者在第56周时缓解的比例更大[46]（图8.5）。与观察到的英夫利昔单抗治疗作用相似，持续维持治疗比反应丧失后重新引入初始诱导更有效[47]。对CHARM数据的进一步分析发现，阿达木单抗可有效改善与健康相关的生活质量，并减少住院和手术的需要。

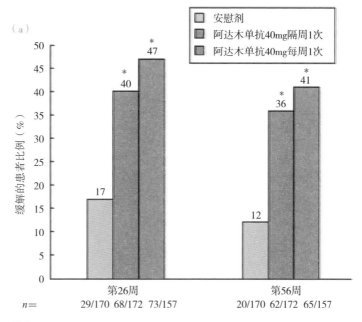

n= 　　29/170 68/172 73/157　　　　20/170 62/172 65/157

图8.5 克罗恩病中阿达木单抗维持治疗的疗效

CHARM试验，随机分组中在第26周和56周（a）及试验过程中（b）处于临床缓解期的患者百分比。

改编自Colombel et al.2007[46]。已获得Elsevier许可。

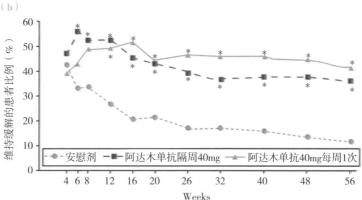

　　开放标签的观察性队列研究证实了阿达木单抗在临床实践中的有效性，并证明即使在1年末有多达三分之一的患者需要调整剂量，仍有相当一部分患者能够恢复并维持反应。随着黏膜愈合是重要的缓解结果的认识日益广泛，EXTEND试验将135名标准诱导方案后的中重度回肠结肠CD患者随机分为每隔一周40mg阿达木单抗组和安慰剂组。在第12周时，接受阿达木单抗的患者中有27%可观察到黏膜愈合，而使用安慰剂的患者中为13%，这种差异在第52周时仍然很明显，内镜下缓解率分别为24%和0%。除了证明阿达木单抗在达到黏膜愈合方面的作用外，该试验的重要意义还在于它是首例以CD黏膜愈合为主要终点的研究。

尽管数据不如英夫利昔单抗那么严谨，但阿达木单抗也已被证明可治疗瘘管CD[48]。IMAgINE 1研究评估了儿童CD中的阿达木单抗的疗效，并证明其与成人相似[49]。

赛妥珠单抗Pegol

赛妥珠单抗Pegol是TNF-α单抗的聚乙二醇化Fab片段。由于缺乏Fc片段，与英夫利昔单抗和阿达木单抗相比，赛妥珠单抗Pegol无法激活，互补或介导抗体依赖性的细胞毒性作用和凋亡。在第0周和第2周皮下注射诱导剂量400mg，随后每4周予400mg维持。赛妥珠单抗Pegol的不良反应与阿达木单抗和英夫利昔单抗的不良反应相似。尽管多项临床试验已经验证了赛妥珠单抗Pegol在CD中的疗效，但仅有有限的数据支持其在UC中的作用。

在克罗恩病中的疗效

之前的研究发现赛妥珠单抗Pegol在CRP升高的患者亚组中有效，基于此试验，PRECISE 1研究将662名中重度CD的成年患者随机分为在第0、2、4周接受400mg赛妥珠单抗Pegol治疗，并且之后每4周进行1次治疗组和安慰剂组。在基线CRP水平大于10mg /L的患者中，赛妥珠单抗Pegol组在第6周有应答的患者比例为37%，而安慰剂组为26%。第26周时的应答率也是赛妥珠单抗组较高（22% vs 12%），具有临界统计意义。两组在任一时间点的缓解率均无差异[50]，这一结果在随后的独立试验中也可见。PRECISE 2研究评估了对初始剂量有反应的患者在第26周的维持情况。在基线CRP升高的患者中，赛妥珠单抗Pegol组（62%）在第26周时的应答率显著高于安慰剂组（34%）（$P < 0.001$）。该作用与同时使用免疫抑制剂或先前使用英夫利昔单抗无关。随后这项研究延长了18个月，显示了维持缓解的持续疗效[51]。PRECISE 4研究表明，在赛妥珠单抗维持治疗下如有疾病复发，有55%的患者可通过再加一剂的剂量重新获得疗效并维持至52周[52]。PRECISE 2试验的亚组分析切实证明了病程长短是抗TNF-α单抗治疗反应的重要预测指标。第一年被诊断为CD的患者中，89%的患者能维持缓解，但病程为4年或以上的患者中只有57%能维持缓解。

戈利木单抗

戈利木单抗是抗TNF-α单抗的人源化单克隆抗体，可用于治疗类风湿关节炎和牛皮癣。PURSUIT临床试验测定了其在UC中的疗效。在此多中心RCT中，Mayo评分为6～12分、内镜评分≥2的中度至重度UC患者被随机分为安慰剂组和在第0和2周分别接受100/50mg、200/100mg和400/200mg戈利木单抗组。纳入了771名患者的3期疗效分析中，与安慰剂组的30%相比，戈利木单抗200/100mg和400/200mg组分别达到52%和55%的临床应答率[53]。与安慰剂相比，对诱导疗法有反应的患者如果每4周接受50mg或100mg戈利木单抗治疗，则可以保持高反应至在第54周；在第54周[54]，剂量为100mg组缓解率和黏膜愈合率更高[54]。

那他珠单抗

α₄整合素是重要的细胞黏附分子，介导白细胞跨血管内皮的迁移。鉴于此过程在肠道炎症中有重要作用，将α₄整合素抗体作为CD治疗靶点引起了人们的极大兴趣。那他珠单抗是第一个针对α₄整合素的单克隆抗体，已被研究用于CD的治疗，以每4周300mg静脉注射给药。尽管初步试验证明了其疗效，但严重的神经系统并发症也被报道，即进行性多灶性白质脑病（PML）。这是一种由潜伏的JC病毒再激活所导致的，进行性的，易致残且通常致命的神经系统疾病。出现这些报道后，那他珠单抗被停用。但是，在随后的上市后监测中发现PML的发病率较低（1/1000人·年），之后那他珠单抗又重新被引入，但有限制，包括登记治疗提供者的身份。所有发展为PML的患者均对JC病毒呈血清反应阳性。迄今为止，血清反应阴性个体中没有出现PML发病。当那他珠单抗疗法作为备选疗法时，对JC病毒的常规测试可以对个体进行风险分层。那些JC病毒血清学阴性的患者出现PML的风险约为1∶1 000甚至更低，没有血清学阴性的PML病例被报道。如果此类患者开始接受那他珠单抗治疗，则应每6个月复测JC病毒抗体。相反，在血清反应阳性的个体中，在既往使用免疫抑制剂和使用那他珠单抗达2年或更长时间的情况下，PML的风险相当大，两年后达到1∶100～1∶500。在这种患者中应避免长期使用那他珠单抗。

检验那他珠单抗疗效的RCT仅限于CD。2003～2005年发表的两项试验证明那他珠单抗是诱导中重度CD患者缓解的有效方法[55, 56]。在第一项试验中，905名患者被随机分为那他珠单抗组和安慰剂组，在第0、4和第8周接受300mg那他珠单抗或安慰剂。在第10周那他珠单抗组中有56%的患者CDAI降低了70分；但安慰剂组的反应率也高达49%，并且该试验未能达到其主要终点。在第二项试验中，339名患者被进行了相同的随机分组，直至56周，在第36周时观察到试验组更高的持续应答率和缓解率。ENCORE试验证实了那他珠单抗在基线CRP升高的中重度CD患者中诱导缓解的功效。那他珠单抗治疗的患者中有26%的患者在第12周出现了持续缓解，而安慰剂组则为16%。

维多珠单抗

维多珠单抗是一种肠选择性$\alpha_4\beta_7$整合素抑制剂，不干扰中枢神经系统中的淋巴运输。从理论上讲，该制剂不应增加PML的风险。GEMINI 1研究包括在第1天和第15天静脉予维多珠单抗300mg的诱导期和每4或8周静脉予维多珠单抗300mg的维持期[57]。GEMINI 2研究是一项CD平行试验，并使用类似的研究设计[58]。在UC中，维多珠单抗组47%的患者获得了缓解，而安慰剂组的这一比例为26%。第52周时，每8周和每4周治疗组的缓解率相似，并且两者均显著高于安慰剂组，每8周给药组和安慰剂组的绝对差异为26%（图8.6）。在CD中，接受维多珠单抗治疗的患者中有15%在第6周出现临床缓解，而安慰剂组为7%，这表明，起效时间与UC相比更长。但是，在第52周时，每8周和每4周维多珠单抗组均优于安慰剂并有统计学意义，尽管组间的绝对差值小于UC患者。在GEMINI临床试验中，未发现同步使用免疫调节剂疗法可增加临床缓解。使用维多珠单抗很少有副作用，鼻咽炎是最常见的感染。

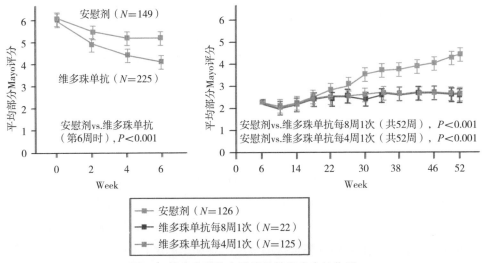

图8.6　维多珠单抗在溃疡性结肠炎中的作用

GEMINI试验中，溃疡性结肠炎患者每4周和每8周使用安慰剂和维多珠单抗改善的部分Mayo评分。引自Feagan et al.2013[57]。已获得Massachusetts Medical Society许可。

新的制剂

其他TNF-α单抗已在2b期和正在进行的3期临床试验中显示出显著前景，并且有可能在不久的将来用于CD和UC的治疗。依妥珠单抗是一种人源化TNF-α单抗，对整合素的β_7亚基具有选择性，可同时靶向$\alpha_4\beta_7$和$\alpha_E\beta_7$。在一项测定中重度UC的疗效的RCT研究中，依妥珠单抗100mg组中有21%的患者在第10周时达到了临床缓解，而安慰剂组中则没有[59]。严重的感染并发症很少见。目前正在进行扩大的3期试验。

乌司奴单抗是抗IL-12和IL-23的人类单克隆抗体，在CD的3期临床试验中已证明在诱导和维持缓解方面均具有疗效。一项2b期的RCT试验将526名抗TNF-α单抗治疗无效的患者随机分组，在第0周分别接受1mg/kg、3mg/kg或6mg/kg的乌司奴单抗或安慰剂静脉注射[60]。第6周的应答者在第8周和第16周随机接受90mg乌司奴单抗或安慰剂。在第6周时，乌司奴单抗6mg/kg组中有临床应答的患者比例为40%，而安慰剂组为24%。继续用乌司奴单抗治疗16周，在维持临床缓解和反应方面，都优于安慰剂组。

托法替尼是一种口服Janus激酶（JAK）抑制剂，可抑制JAK1和JAK3。来自早期2期临床试验的数据表明，该药的疗效可观，尤其是在UC中[61]。较大规模的3期临床试验正在进行中。

病例思考题

1. 下列哪项副作用没有在炎症性肠病应用英夫利昔单抗治疗中被报道过？
   A. 银屑病
   B. 狼疮样反应
   C. 血清病
   D. 药物诱导的系统性硬化

2. Brenda是一位患有结肠CD的55岁女性，现向你咨询。她的既往史有：①房颤，目前用美托洛尔控制；②早期多发性硬化，尚无明显的神经功能损害；③丙型肝炎；④40岁时曾被真伪乳腺癌并接受了肿瘤切除术。此外她父亲曾患有霍奇金淋巴瘤。她这次询问由于使用硫基嘌呤类药物仍持续有症状，是否考虑使用阿达木单抗治疗。下列哪项是她使用抗TNF-α单抗生物治疗的绝对禁忌？
   A. 房颤病史

B. 既往的乳腺癌

C. 多发性硬化

D. 丙型肝炎

E. 霍奇金淋巴瘤家族史

3. 以下哪一个危险因素不会增加接受那他珠单抗治疗CD的患者发生进行性多灶性白质脑病的风险？

A. 用药时间至少2年

B. 既往接受免疫抑制治疗

C. JC病毒血症

D. 既往接受维多珠单抗治疗

E. 以上均不是

4. 下列哪项关于维多珠单抗的陈述不正确？

A. 对UC的诱导和维持缓解均有效

B. 在UC患者中，联合免疫调节剂在第6周时有更高的应答率和缓解率

C. 与发生进行性多灶性白质脑病的风险增加无关

D. 对CD的诱导和维持缓解均有效

参考文献

1. Lee，T. W.，and Fedorak，R. N.（2010）Tumor necrosis factor-alpha monoclonal antibodies in the treatment of inflammatory bowel disease：clinical practice pharmacology. *Gastroenterology Clinics of North America*，**39**（3），543－557.

2. Bolignano，D.，Della Torre，A.，Lacquaniti，A.，*et al*.（2010）Neutrophil gelatinase-associated lipocalin levels in patients with Crohn disease undergoing treatment with infliximab. *Journal of Investigative Medicine*，**58**（3），569－571.

3. Katz，L.，Gisbert，J. P.，Manoogian，B.，*et al*.（2012）Doubling the infliximab dose versus halving the infusion intervals in Crohn's disease patients with loss of response. *Inflammatory Bowel Diseases*，**18**（11），2026－2033.

4. Stein，D. J.，Ananthakrishnan，A. N.，Issa，M.，*et al*.（2010）Impact of prior irregular infliximab dosing on performance of long-term infliximab maintenance therapy in Crohn's disease. *Inflammatory Bowel Diseases*，**16**（7），1173－1179.

5. Farrell，R. J.，Alsahli，M.，Jeen，Y. T.，*et al*.（2003）Intravenous hydrocortisone premedication reduces antibodies to infliximab in Crohn's disease：a randomized controlled trial. *Gastroenterology*，**124**（4），917－924.

6. Rutgeerts，P.，Sandborn，W. J.，Feagan，B. G.，*et al*.（2005）Infliximab for induction and maintenance therapy for ulcerative colitis. *New England Journal of Medicine*，**353**（23），2462－2476.

7. Sandborn，W. J.，Rutgeerts，P.，Feagan，B. G.，*et al*.（2009）Colectomy rate comparison after treatment of ulcerative colitis with placebo or infliximab. *Gastroenterology*，**137**（4），1250－1260；quiz，1520.

8. Colombel, J. F., Rutgeerts, P., Reinisch, W., *et al*. (2011) Early mucosal healing with infliximab is associated with improved long-term clinical outcomes in ulcerative colitis. *Gastroenterology*, **141** (4), 1194−1201.

9. Hyams, J., Damaraju, L., Blank, M., *et al*. (2012) Induction and maintenance therapy with infliximab for children with moderate to severe ulcerative colitis. *Clinical Gastroenterology and Hepatology*, **10** (4), 391−399. e1.

10. Sands, B. E., Tremaine, W. J., Sandborn, W. J., *et al*. (2001) Infliximab in the treatment of severe, steroid-refractory ulcerative colitis: a pilot study. *Inflammatory Bowel Diseases*, **7** (2), 83−88.

11. Jarnerot, G., Hertervig, E., Friis-Liby, I., *et al*. (2005) Infliximab as rescue therapy in severe to moderately severe ulcerative colitis: a randomized, placebo-controlled study. *Gastroenterology*, **128** (7), 1805−1811.

12. Gustavsson, A., Jarnerot, G., Hertervig, E., *et al*. (2010) Clinical trial: colectomy after rescue therapy in ulcerative colitis-3-year follow-up of the Swedish-Danish controlled infliximab study. *Alimentary Pharmacology & Therapeutics*, **32** (8), 984−989.

13. van Dullemen, H. M., van Deventer, S. J., Hommes, D. W., *et al*. (1995) Treatment of Crohn's disease with anti-tumor necrosis factor chimeric monoclonal antibody (cA2). *Gastroenterology*, **109** (1), 129−135.

14. Targan, S. R., Hanauer, S. B., van Deventer, S. J., *et al*. (1997) A short-term study of chimeric monoclonal antibody cA2 to tumor necrosis factor alpha for Crohn's disease. Crohn's Disease cA2 Study Group. *New England Journal of Medicine*, **337** (15), 1029−1035.

15. Hanauer, S. B., Feagan, B. G., Lichtenstein, G. R., *et al*. (2002) Maintenance infliximab for Crohn's disease: the ACCENT I randomised trial. *Lancet*, **359** (9317), 1541−1549.

16. Rutgeerts, P., Diamond, R. H., Bala, M., *et al*. (2006) Scheduled maintenance treatment with infliximab is superior to episodic treatment for the healing of mucosal ulceration associated with Crohn's disease. *Gastrointestinal Endoscopy*, **63** (3), 433−442; quiz, 464.

17. Hanauer, S. B., Wagner, C. L., Bala, M., *et al*. (2004) Incidence and importance of antibody responses to infliximab after maintenance or episodic treatment in Crohn's disease. *Clinical Gastroenterology and Hepatology*, **2** (7), 542−553.

18. Baert, F., Noman, M., Vermeire, S., *et al*. (2003) Influence of immunogenicity on the long-term efficacy of infliximab in Crohn's disease. *New England Journal of Medicine*, **348** (7), 601−608.

19. Schnitzler, F., Fidder, H., Ferrante, M., *et al*. (2009) Long-term outcome of treatment with infliximab in 614 patients with Crohn's disease: results from a single-centre cohort. *Gut*, **58** (4), 492−500.

20. Gisbert, J. P. and Panes, J. (2009) Loss of response and requirement of infliximab dose intensification in Crohn's disease: a review. *American Journal of Gastroen-*

terology, **104**（3），760−767.

21. Regueiro, M., Siemanowski, B., Kip, K. E., and Plevy, S.（2007）Infliximab dose intensification in Crohn's disease. *Inflammatory Bowel Diseases*, **13**（9），1093−1099.

22. Chaparro, M., Martinez-Montiel, P., Van Domselaar, M., etal.（2012）Intensificationof infliximab therapy in Crohn's disease: efficacy and safety. *Journal of Crohn's & Colitis*, **6**（1），62−67.

23. Lin, K. K., Velayos, F., Fisher, E., and Terdiman, J. P.（2012）Durability of infliximab dose intensification in Crohn's disease. *Digestive Diseases and Sciences*, **57**（4），1013−1019.

24. Vande Casteele, N., Khanna, R., Levesque, B. G., *et al.*（2015）The relationship between infliximab concentrations, antibodies to infliximab and disease activity in Crohn's disease. *Gut*, **64**（10），1539−1545.

25. Afif, W., Leighton, J. A., Hanauer, S. B., *et al.*（2009）Open-label study of adalimumab in patients with ulcerative colitis including those with prior loss of response or intolerance to infliximab. *Inflammatory Bowel Diseases*, **15**（9），1302−1307.

26. Van Assche, G., Magdelaine-Beuzelin, C., D'Haens, G., *et al.*（2008）Withdrawal of immunosuppression in Crohn's disease treated with scheduled infliximab maintenance: a randomized trial. *Gastroenterology*, **134**（7），1861−1868.

27. Hyams, J., Crandall, W., Kugathasan, S., *et al.*（2007）Induction and maintenance infliximab therapy for the treatment of moderate-to-severe Crohn's disease in children.

Gastroenterology, **132**（3），863−873; quiz, 1165−1166.

28. Sands, B. E., Anderson, F. H., Bernstein, C. N., *et al.*（2004）Infliximab maintenance therapy for fistulizing Crohn's disease. *New England Journal of Medicine*, **350**（9），876−885.

29. Sands, B. E., Blank, M. A., Patel, K., and van Deventer, S. J.（2004）Long-termtreatmentof rectovaginal fistulas in Crohn's disease: responsetoinfliximabintheACCENTIIStudy. *Clinical Gastroenterology and Hepatology*, **2**（10），912−920.

30. Bouguen, G., Siproudhis, L., Gizard, E., *et al.*（2013）Long-term outcome of perianal fistulizing Crohn's disease treated with infliximab. *Clinical Gastroenterology and Hepatology*, **11**（8），975−981. e1−4.

31. Moss, A. C., Fernandez-Becker, N., Jo Kim, K., *et al.*（2008）The impact of infliximab infusion reactions on long-term outcomes in patients with Crohn's disease. *Alimentary Pharmacology & Therapeutics*, **28**（2），221−227.

32. Colombel, J. F., Loftus, E. V., Jr., Tremaine, W. J., *et al.*（2004）The safety profile of infliximab in patients with Crohn's disease: the Mayo Clinic experience in 500 patients. *Gastroenterology*, **126**（1），19−31.

33. Lichtenstein, G. R., Rutgeerts, P., Sandborn, W. J., *et al.*（2012）A pooled analysis of infections, malignancy, and mortality in infliximab-and immunomodulator-treated adult patients with inflammatory bowel disease. *American*

Journal of Gastroenterology, **107**（7），
1051−1063.

34. Grijalva, C. G., Chen, L., Delzell, E.,
et al.（2011）Initiation of tumor necrosis
factor-alpha antagonists and the risk of
hospitalization for infection in patients with
autoimmune diseases. *JAMA*, **306**（21），
2331−2339.

35. Lichtenstein, G. R., Feagan, B. G.,
Cohen, R. D., *et al*.（2012）Serious
infection and mortality in patients with
Crohn's disease: more than 5 years of fol-
low-up in the TREAT registry. *American
Journal of Gastroenterology*, **107**（9），
1409−1422.

36. Ford, A. C. and Peyrin-Biroulet, L.
（2013）Opportunistic infections with
anti-tumor necrosisfactor-alphatherapyinin-
flammatory bowel disease: meta-analysis
of randomized controlled trials. *American
Journal of Gastroenterology*, **108**（8），
1268−1276.

37. Hudesman, D., Lichtiger, S., and
Sands, B.（2013）Riskofextraintes-
tinalsolidcancerwith anti-TNFtherapy-
inadultswithinflammatory bowel disease:
review of the literature. *InflammatoryBow-
elDiseases*, **19**（3），644−649.

38. Long, M. D., Martin, C. F., Pipkin, C.
A., *et al*.（2012）Risk of melanoma and
nonmelanoma skin cancer among patients
with inflammatory bowel disease. *Gastro-
enterology*, **143**（2），390−399. e1.

39. Chung, E. S., Packer, M., Lo, K.
H., *et al*.（2003）Randomized, dou-
ble-blind, placebo-controlled, pilot trial
of infliximab, a chimeric monoclonal
antibody to tumor necrosis factor-alpha,
in patients with moderate-to-severe heart
failure: results of the anti-TNF Therapy
Against Congestive Heart Failure（AT-
TACH）trial. *Circulation*, **107**（25），
3133−3140.

40. Billioud, V., Sandborn, W. J., and
Peyrin-Biroulet, L.（2011）Lossof-
responseandneed for adalimumab dose
intensification in Crohn'sdisease: asystem-
aticreview. *American JournalofGastroen-
terology*, **106**（4），674−684.

41. Oussalah, A., Laclotte, C., Chevaux,
J. B., *et al*.（2008）Long-term outcome
of adalimumab therapy for ulcerative colitis
with intolerance or lost response to inflixi-
mab: a single-centre experience. *Alimenta-
ry Pharmacology & Therapeutics*, **28**（8），
966−972.

42. Gies, N., Kroeker, K. I, Wong, K.,
and Fedorak, R. N.（2010）Treatment
of ulcerative colitis with adalimumab or
infliximab: long-term follow-up of a sin-
gle-centre cohort. *Alimentary Pharmacol-
ogy&Therapeutics*, **32**（4），522−528.

43. Reinisch, W., Sandborn, W. J.,
Hommes, D. W., *et al*.（2011）Adal-
imumab for induction of clinical remission
in moderately to severely active ulcerative
colitis: results of a randomised controlled
trial. *Gut*, **60**（6），780−787.

44. Hanauer, S. B., Sandborn, W. J.,
Rutgeerts, P., *et al*.（2006）Human
anti-tumor necrosis factor monoclonal anti-
body（adalimumab）in Crohn's disease:
the CLASSIC-I trial. *Gastroenterology*,
130（2），323−333; quiz, 591.

45. Sandborn, W. J., Rutgeerts, P., Enns, R.,
et al.（2007）Adalimumab induction

therapy for Crohn disease previously treat-ed with infliximab: a randomized trial. *Annals of Internal Medicine*, **146** (12), 829−838.

46. Colombel, J. F., Sandborn, W. J., Rutgeerts, P., *et al.* (2007) Adalimum-ab for maintenance of clinical response and remission in patients with Crohn's disease: the CHARM trial. *Gastroenterology*, **132** (1), 52−65.

47. Colombel, J. F., Sandborn, W. J., Rutgeerts, P., *et al.* (2009) Compari-son of two adalimumab treatment schedule strategies for moderate-to-severe Crohn's disease: results from the CHARM trial. *American Journal of Gastroenterology*, **104** (5), 1170−1179.

48. Colombel, J. F., Schwartz, D. A., Sandborn, W. J., *et al.* (2009) Adal-imumab for the treatment of fistulas in pa-tients with Crohn's disease. *Gut*, **58** (7), 940−948.

49. Hyams, J. S., Griffiths, A., Markow-itz, J., *et al.* (2012) Safety and efficacy of adalimumab for moderate to severe Crohn's disease in children. *Gastroenter-ology*, **143** (2), 365−374. e2.

50. Sandborn, W. J., Feagan, B. G., Stoinov, S., *et al.* (2007) Certolizumab pegol for the treatment of Crohn's disease. *New England Journal of Medicine*, **357**(3), 228−238.

51. Lichtenstein, G. R., Thomsen, O. O., Schreiber, S., *et al.* (2010) Continuous therapy with certolizumab pegol maintains remission of patients with Crohn's dis-ease for up to 18 months. *Clinical Gas-troenterology and Hepatology*, **8** (7),

600−609.

52. Sandborn, W. J., Schreiber, S., Hanauer, S. B., *et al.* (2010) Rein-duction with certolizumab pegol in patients with relapsed Crohn's disease: results from the PRECiSE 4 Study. *Clinical Gastroen-terology and Hepatology*, **8** (8), 696−702. e1.

53. Sandborn, W. J., Feagan, B. G., Marano, C., *et al.* (201) Subcutaneous golimumab induces clinical response and remission in patients with moderate to se-vere ulcerative colitis. *Gastroenterology*, **146** (1), 85−95; quiz, e14−15.

54. Sandborn, W. J., Feagan, B. G., Marano, C., *et al.* (2014) Subcutane-ous golimumab maintains clinical response in patients with moderate-to-severe ulcera-tive colitis. *Gastroenterology*. **146** (1), 96−109. e1.

55. Ghosh, S., Goldin, E., Gordon, F. H., *et al.* (2003) Natalizumab for active Crohn's disease. *New England Journal of Medicine*, **348** (1), 24−32.

56. Sandborn, W. J., Colombel, J. F., Enns, R., *et al.* (2005) Natalizumab induction and maintenance therapy for Crohn's disease. *New England Journal of Medicine*, **353** (18), 1912−1925.

57. Feagan, B. G., Rutgeerts, P., Sands, B. E., *et al.* (2013) Vedolizumab as induc-tion and maintenance therapy for ulcerative colitis. *New England Journal of Medicine*, **369** (8), 699−710.

58. Sandborn, W. J., Feagan, B. G., Rutgeerts, P., *et al.* (2013) Ved-olizumab as induction and maintenance therapy for Crohn's disease. *New England*

Journal of Medicine，**369**（8），711−721.

59. Vermeire，S.，O'Byrne，S.，Keir，M.，*et al*.（2014）Etrolizumab as induction therapy for ulcerative colitis：a randomised，controlled，phase 2 trial. *Lancet*，**384**（9940），309−318.

60. Sandborn，W. J.，Gasink，C.，Gao，L. L.，*et al*.（2012）Ustekinumab induction and maintenance therapy in refractory Crohn's disease. *New England Journal of Medicine*，**367**（16），1519−1528.

61. Vuitton，L.，Koch，S.，and Peyrin-Biroulet，L.（2013）Janus kinase inhibition with tofacitinib：changing the face of inflammatory bowel disease treatment.

Current Drug Targets，**14**（12），1385−1391.

62. Axelrad，J.，Bernheim，O.，Colombel，J. F.，*et al*.（2016）Risk of new or recurrent cancer in patients with inflammatory bowel disease and previous cancer exposed to immunosuppressive and anti-tumor necrosis factor agents. *Clinical Gastroenterology and Hepatology*，**14**（1），58−64.

63. Colombel，J. F.，Sandborn，W. J.，Reinisch，W.，*et al*.（2010）Infliximab，azathioprine，or combination therapy for Crohn's disease. *New England Journal of Medicine*，**362**（15），1383−1395.

思考题解析

1. 答案：D。银屑病和狼疮样反应都是在使用英夫利昔单抗、阿达木单抗和赛妥珠单抗pegol治疗克罗恩病过程中出现的罕见的免疫介导的副作用。血清病样反应也可以发生在英夫利昔单抗输注后，是延迟的高敏反应。而药物诱导的系统性硬化并没有见于任何抗TNF-α单抗制剂治疗的报道中。

2. 答案：C。脱髓鞘神经病变，活动性的未治疗的肿瘤或感染，以及失代偿的心衰是任何抗TNF-α单抗抑制剂使用的绝对禁忌。生物制剂治疗的患者中有实体肿瘤既往病史，与肿瘤复发或出现新发肿瘤无明显相关性[62]。霍奇金淋巴瘤的家族史也与免疫抑制相关的淋巴瘤风险升高无关，这种淋巴瘤通常也是非霍奇金淋巴瘤。

3. 答案：D。JC病毒血症提示既往暴露，而这种个体的进行性多灶性白质脑病的总体风险为1∶1000人年，如果在有过免疫抑制剂使用的情况下在使用2年后该风险进一步增至1∶100～1∶500。与那他珠单抗不同，维多珠单抗靶向于$\alpha_4\beta_7$，一种肠道特异性整合素，在使用的患者中没有显示出与PML风险增高相关。

4. 答案：B。在GEMINI临床试验中，相比于单用维多珠单抗，合用免疫调节剂治疗与更高的临床应答和缓解率无关[57, 58]。

（杨莹韵　译　杨　红　校）

9
抗生素

临床要点

- 抗生素对全结直肠切除或回肠储袋-肛管吻合后的急性储袋炎治疗有效。已有证据支持环丙沙星和甲硝唑的有效性。
- 抗生素对溃疡性结肠炎（UC）和克罗恩病（CD）的肠道病变治疗数据有限。随机对照研究显示CD患者抗生素治疗无获益。
- CD患者术后连服3月硝基咪唑类抗生素可降低术后复发风险，但患者耐受性差。
- 目前尚无严谨数据证实UC或CD患者接受粪菌移植存在获益。

肠道微生物及其与人体免疫系统间的相互作用在IBD发病机制中起到重要作用。目前已有多项研究探讨抗生素在诱导活动性溃疡性结肠炎（UC）和克罗恩病（CD）缓解、维持缓解及预防肠切除后疾病复发方面的作用。

抗生素在溃疡性结肠炎中的疗效

目前仅有极少数研究评估抗生素治疗UC的有效性，已有研究差异较大，入组UC患者疾病严重程度不一，因此研究结果存在差异。Rahimi等的meta分析共纳入10项随机对照研究（RCT）的530名患者[1]。此项研究涉及的抗生素包括万古霉素、甲硝唑、妥布霉素、利福昔明以及其他药物。其中263名患者随机分到不同抗生素组，总临床缓解率为72%，安慰剂组为55%，总比值比（OR）为2，支持抗生素的疗效。亚组分析仅包括进行5～14天短期抗生素应用的研究，也得到抗生素治疗存在获益的类似结果。但是因为使用抗生素的种类、剂量、疗程及治疗有效的定义存在差异，特别是meta分析中几项较大规模临床研究均认为抗生素治疗无明显获益，因此很难得出UC患者中抗生素治疗是否有效的确切结论。急性重症结肠炎住院治疗时使用抗生素主要为减少细菌异位的风险及预防脓毒症。一项研究共纳入39名重症UC患者，随机分为静脉妥布霉素联合甲硝唑组或安慰剂组，治疗10天后实验组有效率63%，对照组为65%[2]。在轻症UC患者中，作为激素治疗的辅助用药，实验组患者口服妥布霉素1周；与安慰剂组相比，口服抗生素明显促进临床症状缓解[3]。目前抗生素治疗UC疗效的研究中尚未将黏膜愈合作为研究终点。

全结肠切除术后行回肠储袋－肛管吻合的患者出现储袋炎时经常使用抗生素治疗。环丙沙星和甲硝唑是两种最常用的抗生素。Shen等将16名急性储袋炎患者随机分为环丙沙星或甲硝唑组，抗生素治疗2周[4]。与甲硝唑相比，环丙沙星治疗的患者储袋疾病活动指数明显降低。甲硝唑组约三分之一患者出现不良反应。环丙沙星或甲硝唑连续用药4周对复发性或难治性储袋炎有效[5]，有时上述两种抗生素也作为慢性难治性储袋炎维持治疗[6]。尽管一项研究发现利福昔明1200mg/d与安慰剂组相比，在诱导活动性储袋炎临床缓解方面并无明显差异[7]，但利福昔明可能仍有一定治疗效果。

抗生素在克罗恩病中的疗效

目前仅有有限研究数据评估抗生素在CD中的疗效。一项meta分析共纳入10项RCT的1160名CD患者，发现与安慰剂组相比，抗生素能有效诱导疾病缓解[8]。但因为不同研究之间存在明显差异，如有多种抗生素应用方案，所以还难以评估某种特定抗生素在CD诱导缓解中的作用。此外另有一项研究证明环丙沙星的有效性[9]。而甲硝唑及大环内酯类相关研究未证明其有效性。一项2期多中心随机研究发现轻中度CD患者使用利福昔明800mg每日2次有效诱导疾病缓解（62% vs 43%）[10]。布地奈德方案中加用环丙沙星和甲硝唑能提高结肠CD缓解率，但是对小肠CD缓解率无明显改善，提示抗生素的诱导缓解作用可能与疾病部位相关[11]。

有三项研究评估抗生素作为维持治疗预防CD复发的效果，大部分为抗分枝杆菌治疗9～12个月。综合三项研究数据发现在4名治疗患者中，与安慰剂组相比抗生素在预防CD复发方面具有统计学显著优势（RR 0.62,95%CI 0.46～0.84）。由于干预的多样性和人群差异，目前对于抗生素有效性尚难得到确切结论。抗生素在治疗脓肿及肛周并发症方面疗效显著[12]。环丙沙星及甲硝唑通常作为一线抗生素，也可选择阿莫西林/克拉维酸或甲氧苄啶/磺胺甲噁唑等广谱抗生素。抗生素治疗疗程取决于具体临床情况。对重症CD患者，可能需要糖皮质激素、免疫调节剂或TNF-α单抗抑制剂等生物制剂联合治疗。

大量证据支持使用抗生素预防术后疾病复发。超过80%CD患者出现疾病复发。一项早期研究将60名回肠切除患者术后随机分到安慰剂组或抗生素组，抗生素组患者接受疗程3个月的甲硝唑治疗，研究发现抗生素可预防术后疾病复发[13]。第12周末安慰剂组约有75%患者疾病复发，甲硝唑组复发率为52%。甲硝唑也能有效降低1年时严重的内镜下复发及临床复发风险。另有研究发现奥硝唑在预防CD临床及内镜复发方面的作用明显优于安慰剂组[14]。

其他微生物调节方式：益生菌及粪菌移植

调节肠道菌群组成作为一种治疗手段一直是临床研究热点。已有数个小型研究评估益生菌对CD的疗效。但大部分研究受限于纳入患者数目较少以及患者的个体差异、合并治疗方法及治疗终点的异质性。一项双盲RCT研究纳入75例CD患者，给予鼠李糖乳杆菌GG，发现实验组和安慰剂组在疾病缓解率方面没有差异[15]。共纳入7项研究的Cochrane系统评价发现益生菌对维持药物或手术诱导的CD缓解无明显获益，仅有布拉酵母菌具有统计学不显著性的获益[16]。

现有证据支持益生菌对UC有效，但仅限于VSL#3（短双歧杆菌、长双歧杆菌、婴儿双歧杆菌、嗜酸乳杆菌、植物乳杆菌、副干酪乳杆菌、保加利亚乳杆菌、嗜热链球菌等组成的混合制剂）。几项针对轻中度UC的研究发现，36亿菌落形成单位（CFU）的VSL#3治疗缓解率为43%，而安慰剂组为16%[17]。16S rRNA测序能在结肠活检组织中检测出VSL#3其中的两种细菌[18]。VSL#3可能在轻症储袋炎中有效[19]。尚无数据支持其他益生菌制剂在UC患者中存在疗效。

由于粪菌移植（FMT）在艰难梭菌肠炎治疗方面的卓越效果，而且越来越多证据支持肠道微生态在炎症性肠病发病机制中起到关键作用，粪菌移植作为IBD潜在治疗手段成为临床研究热点。不论UC还是CD，现有结果尚不足以说明粪菌移植是一项非常有前景的治疗手段，并受限于实验设计、移植方式、移植次数、患者人数及研究结果判定等方面的差异。很多患者对粪菌移植作为治疗手段非常感兴趣。但是支持粪菌移植对炎症性肠病有效的研究多有局限性，如研究规模小、患者应答程度不同、无对照人群等。共纳入122名CD或UC患者的18项研究，其中大部分为队列研究或病例研究，粪菌移植后45%的患者实现临床缓解。但是不同研究的缓解率存在差别，而且UC临床应答率（22%）低于CD

（61%）[20]。粪菌移植治疗UC的RCT重复研究发现，每周1次共计6周通过灌肠的粪菌移植治疗，实验组与安慰剂组之间并无明显统计学差异。

病例思考题

1. 下列哪项抗生素在治疗急性重症溃疡性结肠炎时作为静脉激素的辅助用药促进疾病好转？

   A. 环丙沙星和甲硝唑

   B. 妥布霉素

   C. 万古霉素

   D. 以上均不是

2. 下列哪项抗生素在轻中度CD患者中能提高疾病缓解率？

   A. 利福昔明

   B. 环丙沙星和甲硝唑

   C. 阿莫西林/克拉维酸

   D. 以上均不是

3. 下列哪个情况下在治疗炎症性肠病时建议加用VSL#3？

   A. CD术后预防疾病复发

   B. 诱导轻中度回肠CD缓解

   C. 诱导轻中度UC缓解

   D. 预防炎症性肠病患者使用抗生素时并发难辨梭菌感染

参考文献

1. Rahimi, R., Nikfar, S., Rezaie, A., and Abdollahi, M.（2007）A meta-analysis of antibiotic therapy for active ulcerative colitis. *Digestive Diseases and Sciences*, **52**（11）, 2920−2925.

2. Mantzaris, G. J., Hatzis, A., Kontogiannis, P., and Triadaphyllou, G.（1994）Intravenous tobramycin and metronidazole as an adjunct to corticosteroids in acute, severe ulcerative colitis. *American Journal of Gastroenterology*, **89**（1）, 43−46.

3. Burke, D. A., Axon, A. T., Clayden, S. A., et al.（1990）The efficacy of tobramycin in the treatment of ulcerative colitis. *Alimentary Pharmacology & Therapeutics*, **4**（2）, 123−129.

4. Shen, B., Achkar, J. P., Lashner, B. A., et al.（2001）A randomized clinical trial of ciprofloxacin and metronidazole to treat acute pouchitis. *Inflammatory Bowel Diseases*, **7**（4）, 301−305.

5. Mimura, T., Rizzello, F., Helwig, U., et al.（2002）Four-week open-label trial of metronidazole and ciprofloxacin for the treatment of recurrent or refractory pouchitis. *Alimentary Pharmacology & Therapeutics*, **16**（5）, 909−917.

6. Shen, B., Fazio, V. W., Remzi, F. H., et al.（2007）Combined ciprofloxacin and tinidazole therapy in the treatment of chronic refractory pouchitis. *Diseases of the Colon and Rectum*, **50**（4）, 498−508.

7. Isaacs, K. L., Sandler, R. S., Abreu, M., *et al*. (2007) Rifaximin for the treatment of active pouchitis: a randomized, double-blind, placebo-controlled pilot study. *Inflammatory Bowel Diseases*, **13** (10), 1250-1255.

8. Khan, K. J., Ullman, T. A., Ford, A. C., *et al*. (2011) Antibiotic therapy in inflammatory bowel disease: a systematic review and meta-analysis. *American Journal of Gastroenterology*, **106** (4), 661-673.

9. Arnold, G. L., Beaves, M. R., Pryjdun, V. O., and Mook, W. J. (2002) Preliminary study of ciprofloxacin in active Crohn's disease. *Inflammatory Bowel Diseases*, **8** (1), 10-15.

10. Prantera, C., Lochs, H., Grimaldi, M., *et al*. (2012) Rifaximin-extended intestinalrelease induces remission in patients withmoderately active Crohn's disease. *Gastroenterology*, **142** (3), 473-481. e4.

11. Steinhart, A. H., Feagan, B. G., Wong, C. J., *et al*. (2002) Combined budesonide and antibiotic therapy for active Crohn's disease: a randomized controlled trial. *Gastroenterology*, **123** (1), 33-40.

12. Thia, K. T., Mahadevan, U., Feagan, B. G., *et al*. (2009) Ciprofloxacin or metronidazole for the treatment of perianal fistulas in patients with Crohn's disease: a randomized, double-blind, placebo-controlled pilot study. *Inflammatory Bowel Diseases*, **15** (1), 17-24.

13. Rutgeerts, P., Hiele, M., Geboes, K., *et al*. (1995) Controlled trial of metronidazole treatment for prevention of Crohn's recurrence after ileal resection. *Gastroenterology*, **108** (6), 1617-1621.

14. Rutgeerts, P., Van Assche, G., Vermeire, S., *et al*. (2005) Ornidazole for prophylaxis of postoperative Crohn's disease recurrence: a randomized, double-blind, placebo-controlled trial. *Gastroenterology*, **128** (4), 856-861.

15. Bousvaros, A., Guandalini, S., Baldassano, R. N., *et al*. (2005) A randomized, double-blind trial of *Lactobacillus* GG versus placebo in addition to standard maintenance therapy for children with Crohn's disease. *Inflammatory Bowel Diseases*, **11** (9), 833-839.

16. Rolfe, V. E., Fortun, P. J., Hawkey, C. J., and Bath-Hextall, F. (2006) Probiotics for maintenance of remission in Crohn's disease. *Cochrane Database of Systematic Reviews*, (**4**), CD004826.

17. Sood, A., Midha, V., Makharia, G. K., *et al*. (2009) The probiotic preparation, VSL#3 induces remission in patients with mild-to-moderately active ulcerative colitis. *Clinical Gastroenterology and Hepatology*, **7** (11), 1202-1209. e1.

18. Bibiloni, R., Fedorak, R. N., Tannock, G. W., *et al*. (2005) VSL#3 probiotic-mixture induces remission in patients with active ulcerative colitis. *American Journal of Gastroenterology*, **100** (7), 1539-1546.

19. Gionchetti, P., Rizzello, F., Morselli, C., *et al*. (2007) High-dose probiotics for the treatment of active pouchitis. *Diseases of the Colon and Rectum*, **50** (12), 2075-2082; discussion, 2082-2084.

20. Colman, R. J. and Rubin, D. T. (2014)

Fecal microbiota transplantation as therapy for inflammatory bowel disease: a systematic review and meta-analysis. *Journal of Crohn's & Colitis*, **8**（12），1569-1581.

21. Gupta, V., Rodrigues, R., Nguyen, D., *et al*.（2016）Adjuvant use of anti-biotics with corticosteroids in inflammatory bowel disease exacerbations requiring hospitalisation: a retrospective cohort study and meta-analysis. *Alimentary Pharmacology & Therapeutics*，**43**（1），52-60.

思考题解析

1. 答案：D。在小规模RCT研究中，急性重症溃疡性结肠炎患者住院治疗时静脉糖皮质激素治疗基础上加用抗生素并不能提高临床疗效或降低手术风险。

2. 答案：A。2期多中心随机研究表明与对照组相比，轻中度CD患者中使用利福昔明800mg 每日2次，提高疾病诱导缓解率（62% vs 43%）[10]。

3. 答案：C。几项轻中度UC小型研究发现，接受36亿菌落形成单位（CFU）的VSL#3治疗疾病缓解率为43%，而安慰剂组为16%[17]。尚无数据证实VSL#3可预防难辨梭菌感染。

（徐天铭　译　李景南　校）

第三部分
治 疗 方 法

10
溃疡性结肠炎药物治疗

临床要点

- 溃疡性结肠炎（UC）治疗方式取决于疾病范围及严重程度。

- 最佳治疗终点是临床症状缓解、黏膜愈合，并且无激素治疗下维持缓解。

- 局限性结肠炎一线治疗包括局部使用氨基水杨酸制剂或口服联合局部使用氨基水杨酸制剂。

- 约30%患者表现为广泛性或全结肠炎。广泛性结肠炎需要口服治疗诱导及维持疾病缓解。口服氨基水杨酸制剂是轻中度全结肠炎的一线用药。若口服美沙拉嗪2～4周无效或不能耐受美沙拉嗪，需考虑加用糖皮质激素治疗。

- 对中重度UC患者而言，英夫利昔单抗或英夫利昔单抗联合硫唑嘌呤治疗更能有效实现无激素下的病情缓解。

- 重度UC患者需住院接受静脉激素治疗，通常为甲强龙每日40～60mg，分2～3次给药；或琥珀酸氢化可的松每日200～300mg。若激素治疗3天无反应，预示可能需要结肠切除术，而且无补救治疗情况下静脉激素疗程超过5～7天获益有限。

- 对于激素抵抗型UC，英夫利昔单抗和环孢素均具有近期疗效和远期疗效。

- 药物治疗无效的患者，手术方式通常为全结直肠切除术联合回肠储袋-肛管吻合（IPAA），这一般需要2～3次手术完成。

评估疾病范围、活动度及严重程度

溃疡性结肠炎（UC）治疗方式取决于疾病范围及严重程度。根据患者是直肠炎、直肠乙状结肠炎、左半结肠炎或广泛结肠炎分层制定治疗方案及评估疾病预后。虽然UC患者肠黏膜病变通常在短期内从炎症状态转为非炎症状态。尽管如此，从炎症和非炎症处获取组织标本，评估组织学水平的炎症范围对选择治疗方案及监测非典型增生非常必要也很重要。

目前有多种评分系统对UC严重程度进行分级。蒙特利尔系统根据严重程度将UC分为S0～S3，其中S0代表临床缓解且无临床症状（参见第3章表3.1）。轻度UC患者排便次数不超过4次/日、轻或无便血、无全身性疾病表现且炎症指标正常。中度UC患者排便次数大于4次/日，基本无全身性中毒表现。重度UC患者排血便不少于6次/日、伴有心动过速、发热、贫血或红细胞沉降率升高[1]。广泛使用的Truelove和Witts疾病严重程度分型采用相似标准确定轻中重度疾病，但也明确了暴发性结肠炎，即排便次数大于10次/天、持续性血便、发热、心动过速、需要输血支持治疗（参见第3章表3.2）。评估患者疾病严重程度时，了解每日排便次数及便血程度非常必要。也有数项指标用于评估UC活动程度。儿童溃疡性结肠炎活动指数（PUCAI）是较少的被认可的评价儿童病变活动的标准之一，儿童UC巴黎分型也可用于评估疾病严重程度。另一个广泛使用的指标是Mayo评分，包括临床评分和内镜评分，即排便次数、便血频率、临床医师总体评价及内镜表现（表10.1）。

评估疾病严重程度除依据临床症状及特点外，还需询问病史寻找相关的潜在诱因，包括药物、依从性、包括难辨梭杆菌在内的相关感染、NSAIDs使用情况。制定治疗方案时考虑最近有无加用可能导致疾病恶化药物，不能耐受的治疗药物，或既往药物治疗方案是否仍有效非常重要的。既往曾有需住院治疗的重症病史，可能是需要结肠切除术的重要预测因素，并且有助于疾病严重程度分层。体重下降是另一项提示病情严重的客观指标。

制定UC治疗方案时还需考虑最佳治疗终点。临床症状缓解是重要的初始治疗目标，而部分研究发现实现黏膜愈合可能与更佳的预后结局相关。黏膜愈合通常是指Mayo内镜评分0分（正常）或1分（轻度病变）。ACT研究发现8周时实现黏膜愈合与较好长期临床预后相关，包括降低52周时结肠切除风险[2]。组织学愈合的标准尚不确定，因为与临床缓解或内镜改变相比，组织学改变可能需要更多时间。单一时间或在整个病程中组织学活动程度是结直肠非典型增生风险的预测因素[3]。急性炎性浸润及隐窝脓肿与较高复发率相关[4]。与之前提到的被广泛认可的评分系统不同，目前尚无标准评分系统评估组织学活动度。

表10.1　评估溃疡性结肠炎活动性的Mayo临床及内镜评分系统

项　　目	评分
排便次数（3日平均便次）	
正常	0
比正常增加1～2次/日	1
比正常增加3～4次/日	2
比正常增加5次/日或以上	3
便血	
未见出血	0
不到一半时间内出现便中带血	1
超过一半时间内为便中带血	2
一直存在出血	3
医师总体评价	
正常	0
轻度病情	1
中度病情	2
重度病情	3
内镜发现	
正常或无活动性病变	0
轻度病变（红斑、血管纹理减少、轻度易脆）	1
中度病变（明显红斑、血管纹理缺乏、易脆、糜烂）	2
重度病变（自发性出血、溃疡形成）	3

局限性肠炎——直肠炎、直肠乙状结肠炎、左半结肠炎

　　局部用药是UC或直肠乙状结肠炎的一线治疗（图10.1）。美沙拉嗪栓剂1000mg每晚1次是常见的第一选择。对于症状难以缓解的患者，栓剂可加至每日2～3次。美沙拉嗪栓剂比皮质激素栓剂（氢化可的松20～30mg/d）更为安全和有效[6,7]。根据患者反应不同，疗程也有所不同。一旦取得临床缓解，可逐渐延长栓剂使用间隔，很多患者可实现停药。是否加用维持治疗根据后续病情决定。停药后若患者间断反复并且给予初始的局部治疗后很快控制，建议复发期间断加用药物治疗并监测有无病情复发。与之相反，若患者频繁复发或持续存在复发表

现，使用美沙拉嗪维持治疗可能存在获益[8]。若患者对美沙拉嗪栓剂无反应或不能耐受5-氨基水杨酸，可考虑局部激素治疗。长期使用激素需考虑全身吸收的问题，但是激素栓剂似乎比激素灌肠产生不良反应风险要小。评估口服激素对UC疗效的数据有限，主要是因为大部分临床研究未纳入局限性直肠炎患者。若患者对局部激素用药存在顾虑或无法局部用药，尽管更推荐美沙拉嗪口服联合局部用药，对于轻中度结肠炎患者也可单用口服美沙拉嗪治疗。目前对局部用药实现临床缓解的患者是否可给予口服药长期维持尚无定论。重症或难治性直肠炎很少需要升级至全身性免疫抑制治疗或生物制剂治疗。

由于直肠栓剂的作用范围通常仅限于直肠，对于累及乙状结肠等更近端肠道的UC患者，使用局部灌肠剂或灌肠泡沫有利于病情控制。推荐的一线治疗方案是睡前使用美沙拉嗪灌肠剂或灌肠泡沫。排空膀胱后，患者使用灌肠剂后，左侧卧位至少30min以保证药物充分覆盖受累区域。很多患者可以保留灌肠药物过夜。若患者便意明显，无法耐受灌肠剂，可使用灌肠泡沫；虽然灌肠泡沫能够到达的结肠深度不如灌肠剂，但耐受性较好，局部使用也能取得较好疗效。如有必要，灌肠剂每日可使用多次；若生活方式不允许灌肠剂使用频率大于每日1次，可考虑灌肠剂联合栓剂治疗。为降低复发风险，可长期局部使用美沙拉嗪维持治疗[9]。若患者不能耐受美沙拉嗪灌肠剂或使用无效，氢化可的松灌肠剂或灌肠泡

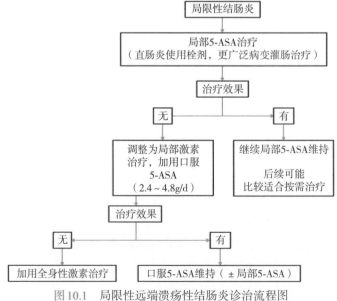

图10.1 局限性远端溃疡性结肠炎诊治流程图

5-ASA，5-氨基水杨酸。

沫（Cortifoam*：10%氢化可的松泡沫）也是很好的选择。与美沙拉嗪灌肠相比，部分有症状患者可能对氢化可的松灌肠耐受性更好。由于长期使用激素存在全身吸收进而导致并发症可能，激素灌肠通常作为二线治疗，为维持病情长期缓解仅间断使用。

如上所述，左半UC患者采用局部治疗通常有效。对左半UC患者而言，口服5-ASA联合局部治疗在诱导及维持病情缓解方面治疗效果可能优于单独口服美沙拉嗪治疗[10]。与局部治疗相比，长期口服维持治疗耐受性更好，因此患者更倾向选择口服治疗。为维持病情缓解，部分患者在口服治疗基础上，需间断加用（每周2次）灌肠治疗。若口服及局部美沙拉嗪治疗未取得满意治疗效果，可考虑激素灌肠治疗。局部激素治疗的全身吸收率约40～80%，所以激素治疗疗程越短越好，若病情允许尽快转用其他药物口服或局部应用。若患者长期激素灌肠治疗，无法突然停药，应注意防止肾上腺皮质功能不全发生。

全结肠型溃疡性结肠炎

约30%患者起病时表现为广泛结肠炎或全结肠炎，还有部分患者诊断时表现为局限性结肠炎但随病情发展变为全结肠炎。病变范围是疾病自然病程、是否需要结肠切除及结直肠癌发病风险的重要预测因素。全结肠炎治疗方案取决于疾病严重程度。

轻中度溃疡性结肠炎

对轻中度UC来说，口服5-氨基水杨酸是最佳一线治疗方案（图10.2）。可选择任何一种5-ASA口服制剂，目前对不同5-ASA剂型尚缺乏头对头比较的研究数据。因为与磺胺过敏存在交叉反应，且疾病缓解所需要的治疗剂量常引起除过敏以外的其他副反应，因此柳氮磺胺吡啶不常用。一项头对头研究发现，巴沙拉嗪比美沙拉嗪具有更好的治疗效果和耐受性[11, 12]。美沙拉嗪比较合适的起始治疗量是2.4g/d或相等剂量。联合使用局部5-ASA或糖皮质激素有助于远端结肠症状的缓解。对轻度UC患者而言，使用美沙拉嗪2.4g/d和4.8g/d时并不存在药物量效关系。但是对中度UC患者而言，使用美沙拉嗪4.8g/d疗效优于2.4g/d。目前只有很少研究数据表明患者若对一种5-ASA治疗无反应，换用其他5-ASA制剂能获得疗效。

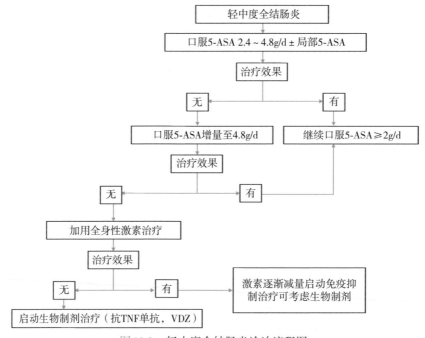

图 10.2　轻中度全结肠炎诊治流程图

5-ASA，5-氨基水杨酸；抗 TNF-α 单抗，抗肿瘤坏死因子 α 单克隆抗体；VDZ，维多珠单抗。

　　患者若使用口服美沙拉嗪 2～3 周后无效或不能耐受美沙拉嗪，提示需使用激素治疗。最近用于 UC 治疗的激素均能够被全身吸收。布地奈德多基质制剂（布地奈德 MMX*）仅在整个结肠缓慢释放，包括左半结肠，为轻度或轻中度患者提供了一种更有前景和安全的治疗方式。若患者经全身激素或布地奈德制剂治疗后疾病缓解，应在后续 4～8 周内尝试激素逐渐减量。激素减量速度取决于治疗反应以及激素治疗的总疗程。根据病情严重程度，维持治疗的患者首次出现中度复发，给予诱导缓解治疗时的等量美沙拉嗪治疗或将剂量增至相当于美沙拉嗪 4.8g/d 比较合适。对短期内已给予两程或更多程激素治疗的患者来说，强烈建议加用免疫抑制治疗或生物制剂。若患者已加用口服泼尼松 40mg 每日 1 次或等剂量口服激素治疗仍疗效不佳，建议住院行静脉激素，并评估是否需要手术治疗。

　　氨基水杨酸在维持缓解期通常维持原剂量。尽管部分患者美沙拉嗪 4.8g/d 或相等剂量取得疾病缓解，维持治疗能减量至 2.4g/d 或 3.6g/d，但对大部分患者而言诱导缓解和维持缓解治疗的药量基本相同。若患者接受长期氨基水杨酸维持治疗，至少每年复查 1 次血常规及肝肾功能。另外，每年需要复查尿常规，监测有无间质性肾炎继发的蛋白尿。因为具有较多的全身副作用，激素不作为维持治疗的选择。长期激素治疗的患者需定期评估骨密度，并且每日补充钙剂和维生素 D。

中重度溃疡性结肠炎

重症患者通常需要口服激素治疗，用量相当于泼尼松 40～60mg/d。患者开始免疫抑制治疗之前，建议评估巯基嘌呤甲基转移酶（TPMT）活性，并筛查有无潜在结核和乙肝感染。若相关感染的血清应答率较高，建议开始免疫抑制治疗前接种相应疫苗。目前对不同免疫抑制剂在中重度结肠炎患者中疗效的比较研究有限。UC SUCCESS 试验纳入 Mayo 评分 6 分及以上的中重度 UC 患者，其激素治疗失败，或未行硫唑嘌呤治疗，或停用硫唑嘌呤至少 3 月，比较硫唑嘌呤、英夫利昔单抗或英夫利昔单抗联合硫唑嘌呤三种方案的治疗效果[13]。16 周时英夫利昔单抗联合硫唑嘌呤组 40% 的患者实现无激素缓解的主要终点，高于单独应用英夫利昔单抗（22%）或硫唑嘌呤（24%）治疗。此外，联合治疗组的临床应答及黏膜愈合情况优于硫唑嘌呤组。因此初步证据表明对中重度 UC 患者而言，以抗 TNF-α 单抗等生物制剂为基础的治疗方案可能更为有效。但是这项研究的不足之处是研究时程仅 16 周。鉴于口服药的便利性以及口服用药和生物制剂之间存在巨大费用差距，UC 患者早期使用抗 TNF-α 单抗为基础的治疗方案前需要更长时间的研究，其他队列研究也支持这一结论。临床研究数据提示阿达木单抗和戈利木单抗治疗中重度 UC 有效。最近出现的维多珠单抗在治疗中重度 UC 患者方面也是一个非常有吸引力的选择。均以安慰剂组做对照，维多珠单抗治疗效果似乎优于阿达木单抗，维多珠单抗在抗 TNF-α 单抗治疗失败患者中的应答率低于未行抗 TNF-α 单抗治疗的患者[14]。尽管缺乏长期研究数据，推测免疫抑制剂联合维多珠单抗的全身免疫抑制作用可能略低于抗 TNF-α 单抗。若初始泼尼松治疗有效，则对患者而言，巯基嘌呤单药治疗是一种潜在的很好选择。特别是对于中度 UC 患者。若对治疗无反应，需优化巯基嘌呤治疗剂量，保证治疗药物水平，避免影响药物浓度的因素。重症 UC 患者若激素治疗无效，巯基嘌呤治疗失败或不耐受，应尽快启动生物制剂治疗（图 10.3）。在目前尚无证据支持哪种生物制剂疗效更佳的情况下，抗 TNF-α 单抗和维多珠单抗都可以选择。若患者对最初抗 TNF-α 单抗治疗无应答，即初始治疗无效，患者换用二线或三线抗 TNF-α 单抗获益的可能性很小，应该考虑维多珠单抗等不同作用机制的生物制剂。若患者最初对抗 TNF-α 单抗治疗有效，后续无效后换用二线抗 TNF-α 单抗可能会重新获得疗效。联合免疫调节剂（如巯基嘌呤或甲氨蝶呤）治疗应该可以降低生物制剂免疫原性，提高

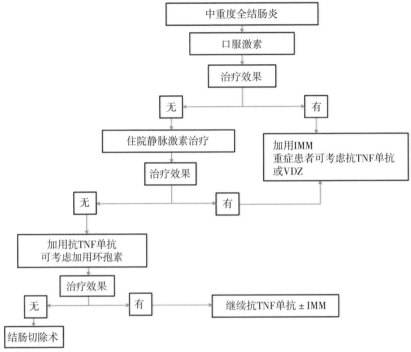

图 10.3　中重度全结肠炎诊治流程图

抗 TNF-α 单抗，抗肿瘤坏死因子 α 单克隆抗体；VDZ，维多珠单抗；IMM，免疫调节剂。

应答，维持药物有效性。

　　不推荐疾病缓解后减少巯基嘌呤剂量。长期使用巯基嘌呤的患者建议每4个月复查血常规及肝功能，因为已发现巯基嘌呤固定剂量长期治疗数年后仍可出现白细胞减少。宣教并充分告知患者免疫抑制治疗副作用，建议患者采取戴墨镜、避免过度阳光暴露等预防性措施。

　　同样，英夫利昔单抗每8周1次的用量不建议减至5mg/kg以下。每年有多达10% ～ 15%的患者失去对药物的治疗反应，需要增加药物用量。增加药物剂量或缩短用药间隔在治疗效果上差不多。多种抗 TNF-α 单抗、治疗药物监测及检测抗药物抗体等手段可以进一步优化治疗方案。若患者对英夫利昔单抗无应答，首先应客观评价症状持续不缓解与炎症的关系。其次，下次用药前需测定英夫利昔单抗谷浓度及判断有无抗体产生。若英夫利昔单抗水平低于治疗浓度（＜3μg/ml），可通过增加药物用量解决。若英夫利昔单抗已达到治疗浓度，患者仍表现为持续活动性炎症，换用其他抗 TNF-α 单抗体获益有限，建议换用不同靶点的生物制剂。若患者因体内产生英夫利昔单抗的抗体，换用其他种类抗 TNF-α 单抗体可能仍会取得较好治疗反应。

重度溃疡性结肠炎

重度UC患者应住院接受支持治疗，并且每日静脉应用甲强龙40～60mg分2～3次给药，或每日静脉应用氢化可的松200～300mg。对于初诊UC且最近开始5-ASA治疗的重度患者，建议停药以避免药物诱导超敏反应。患者局部使用氢化可的松灌肠可能有助于控制远端肠道症状。所有患者都应行粪便检查，除外艰难梭菌感染等因素诱发疾病活动（表10.2）。若怀疑艰难梭菌感染，在等待粪便毒素检查结果之前，经验性抗感染治疗可能获益。住院治疗患者发生静脉血栓风险极高，应给予预防性肝素或低分子肝素治疗。即使有明显直肠出血，预防性抗凝治疗通常也是安全的。重症患者抗生素治疗通常无效，但若患者出现发热或其他全身性感染征象有时也会给予经验性抗生素治疗。对于重症UC需要住院治疗的患者，早期进行外科会诊，协助疾病治疗十分重要。处理急性重症结肠炎患者的疼痛问题是非常具有挑战性的。尽量避免使用麻醉药镇痛，因为存在诱发中毒性巨结肠风险。同样原因也应尽量避免使用抗胆碱能药物。营养状况的密切监测非常必要，因为低白蛋白会导致药物应答不佳，并且增加术后并发症。

表10.2 急性重症结肠炎分步管理

	分级管理
1	明确诱因（如CMV感染、艰难梭菌感染、依从性不佳）
2	低纤维饮食适合大部分患者；若有剧烈腹痛或呕吐，禁食禁水。除非有全身性感染表现，否则不常规加用抗生素
3	尽量减少使用麻醉剂和抗胆碱能药物
4	预防并发症－预防静脉血栓
5	乙状结肠镜检查，评估疾病严重程度，同时组织活检明确是否合并CMV感染
6	开始全身性激素治疗：泼尼松40～60mg或等量激素。若可耐受，加用局部治疗
7	制订后续治疗计划，以防激素治疗无效——明确有无乙肝及既往结核暴露史；若后续拟行环孢素治疗，完善镁及血脂水平评估
9	早期进行外科会诊，协助疾病治疗
10	若住院治疗方案有效，优化长期门诊维持治疗方案，预防疾病复发

尽管大部分患者治疗初期要求禁食禁水，如能耐受可逐渐过渡至少渣饮食。腹痛患者至少要完善腹平片检查以除外中毒性巨结肠或肠穿孔。小肠含气量可能与后续发生中毒性巨结肠或需要行结肠切除术的风险相关。若患者存在全身性表现，需要完善CT检查评估有无合并肠外并发症或肠道微穿孔。患者住院后尽快完善血脂及血镁水平，明确既往有无乙肝及结核暴露史，以便激素治疗无效时尽早给予英夫利昔单抗或环孢素治疗。重症UC早期是否进行内镜评估仍有争议。早期内镜检查有助于评估疾病严重程度及判断预后，而且乙状结肠镜检查可以获得组织标本明确是否合并CMV感染。

激素治疗3天无效提示可能需要行结肠切除术。若患者每日排便大于8次，或每日排便3～8次并且CRP＞45mg/L，提示有行结肠切除术必要[15]。若无其他补救性治疗，静脉激素治疗超过5～7天并无获益。若患者未接受过巯基嘌呤治疗，英夫利昔单抗或环孢素的起效时间和短期治疗效果相似[16]。门诊患者若巯基嘌呤治疗无效，推荐选择英夫利昔单抗治疗，因为若英夫利昔单抗疗效好可作为维持治疗药物继续使用。如急性期患者第一次剂量的英夫利昔单抗效果有限，如何进行药物监测以指导下一次英夫利昔单抗用药时机的数据尚十分有限。英夫利昔单抗及环孢素可以作为彼此治疗失败的补救性用药；但因为存在显著的感染风险，治疗成功比例不高[17，18]。尚无阿达木单抗、戈利木单抗、维多利单抗在重症UC住院患者中有效性的研究数据。

药物治疗无效的患者，手术治疗方式通常是部分结肠切除术，同时行回肠造口及哈特曼囊成形术。手术通常分为三期进行，二期手术行直肠切除和肛管储袋，三期手术完成回肠造口还纳。目前尚不明确术前应用生物制剂是否增加术后感染风险。但是对于难治性UC或暴发型UC的患者，不应因使用生物制剂延误手术时机。暴发型结肠炎和中毒性巨结肠是急诊手术的指征。若患者药物治疗部分缓解，但疾病复发或结肠切除的风险极高，出院后应密切随诊，必要时早期增加治疗药物剂量。

病例思考题

1. Juan，23岁男性，金融分析师，病程4月，每日排便4次，每周约有1次夜间排便，伴里急后重，约三分之一为肉眼血便。合并UC家族史，两名表哥患有UC。患者否认旅游史或近期抗生素使用史。结肠镜提示中度（Mayo 2）全结肠炎。下列哪项对Juan是适合的初始治疗方案？

A. 口服美沙拉嗪2.4g/d

B. 口服美沙拉嗪2.4g/d合并美沙拉嗪保留灌肠

C. 抗TNF-α单抗生物制剂治疗

D. 泼尼松60mg/d

2. Juan口服美沙拉嗪2.4g/d及美沙拉嗪灌肠治疗后2月再次复诊，自诉症状无缓解，每日排便5次，每周约有1次夜间排便，约三分之一为肉眼血便。患者一直规律药物治疗，近期未使用NSAID。下一步最适合的治疗是：

A. 加用环丙沙星及甲硝唑治疗2周

B. 开始抗TNF-α单抗生物制剂治疗

C. 开始硫唑嘌呤2.5mg/（kg·d）

D. 美沙拉嗪加量至4.8g/d

3. Audrey，22岁女性，已诊断UC 6个月。最初选用美沙拉嗪治疗，因治疗无效，1月前改为口服泼尼松。因为口服泼尼松40mg/d症状持续不缓解，遂收入院并予静脉甲强龙60mg/d。治疗7天后病情无缓解，每日排便10次，全部为血便，伴持续里急后重及腹部绞痛。查体发现肠鸣音正常，左下腹压痛，无反跳痛或肌紧张。实验室检查示血红蛋白101g/L，白蛋白32g/L，CRP 830mg/L。下一步应该的做法是：

A. 完善腹部CT，评估结肠炎范围，明确是否有腹腔脓肿形成

B. 在不行肠道准备的情况下，完善乙状结肠镜检查并行组织活检

C. 完善全结肠镜，完善回肠病变评估及CMV抗原血症筛查

D. 完善磁共振肠道成像（MRE）

4. Audrey行乙状结肠镜检查，提示直肠、乙状结肠及降结肠重度炎症（Mayo 3）。组织活检明确重度肠炎，无CMV感染证据。接下来最合适的治疗方案：

A. 继续静脉激素治疗7天

B. 患者禁食禁水，肠外营养，并予静脉抗生素

C. 开始英夫利昔单抗或环孢素补救性治疗

D. 开始维多利单抗补救性治疗

5. 你决定为Audrey启动英夫利昔单抗或环孢素治疗。关于补救性治疗下列哪项是正确的：

A. Audrey的年龄和性别使其不适合环孢素治疗。因为育龄期女性是环孢素使用禁忌证

B. 英夫利昔单抗和环孢素在疗效、起效时间及降低结肠切除风险方面效果类似

C. 高胆固醇血症及高镁血症是环孢素使用的相对禁忌证

D. 因为未行巯唑嘌呤治疗，　　　果更差
　　Audrey接受环孢素治疗可能效

参考文献

1. Satsangi, J., Silverberg, M. S., Vermeire, S., and Colombel, J. F. (2006) The Montreal classification of inflammatory bowel disease: controversies, consensus, and implications. *Gut*, **55**（6）, 749−753.

2. Colombel, J. F., Rutgeerts, P., Reinisch, W., *et al*. (2011) Early mucosal healing with infliximab is associated with improved long-term clinical outcomes in ulcerative colitis. *Gut*, **141**（4）, 1194−1201.

3. Rubin, D. T., Huo, D., Kinnucan, J. A., *et al*. (2013) Inflammation is an independent risk factor for colonic neoplasia in patients with ulcerative colitis: a case-control study. *Clinical Gastroenterology and Hepatology*, **11**（12）, 1601−1608. e1−4.

4. Riley, S. A., Mani, V., Goodman, M. J., *et al*. (1991) Microscopic activity in ulcerative colitis: what does it mean? *Gut*, **32**（2）, 174−178.

5. Peyrin-Biroulet, L., Bressenot, A., and Kampman, W. (2014) Histologic remission: the ultimate therapeutic goal in ulcerative colitis? *Clinical Gastroenterology and Hepatology*, **12**（6）, 929−934. e2.

6. Lucidarme, D., Marteau, P., Foucault, M., *et al*. (1997) Efficacy and tolerance of mesalazine suppositories vs. hydrocortisone foam in proctitis. *Alimentary Pharmacology & Therapeutics*, **11**（2）, 335−340.

7. Cohen, R. D., Woseth, D. M., Thisted, R. A., and Hanauer, S. B. (2000) A meta-analysis and overview of the literature on treatment options for left-sided ulcerative colitis and ulcerative proctitis. *American Journal of Gastroenterology*, **95**（5）, 1263−1276.

8. Marteau, P., Crand, J., Foucault, M., and Rambaud, J. C. (1998) Use of mesalazine slow release suppositories 1 g three times per week to maintain remission of ulcerative proctitis: a randomised double blind placebo controlled multicentre study. *Gut*, **42**（2）, 195−199.

9. Ford, A. C., Khan, K. J., Sandborn, W. J., *et al*. (2012) Efficacy of topical 5-aminosalicylates in preventing relapse of quiescent ulcerative colitis: a meta-analysis. *Clinical Gastroenterology and Hepatology*, **10**（5）, 513−519.

10. Ford, A. C., Khan, K. J., Achkar, J. P., and Moayyedi, P. (2012) Efficacy of oral vs. topical, or combined oral and topical 5-aminosalicylates, in ulcerative colitis: systematic review and meta-analysis. *American Journal of Gastroenterology*, **107**（2）, 167−176; author reply, 177.

11. Green, J.R., Lobo, A.J., Holdsworth, C.D., *et al*. (1998) Balsalazide is more effective and better tolerated than mesalamine in the treatment of acute ulcerative colitis. The Abacus Investigator Group. *Gastroenterology*, **114**（1）, 15−22.

12. Pruitt, R., Hanson, J., Safdi, M., *et al*. (2002) Balsalazide is superior to mesalamine in the time to improvement of signs and symptoms of acute mild-to-moderate ulcerative colitis. *American Journal of Gastroenterology*, **97** (12), 3078−3086.

13. Panaccione, R., Ghosh, S., Middleton, S., *et al*. (2014) Combination therapy with infliximab and azathioprine is superior to monotherapy with either agent in ulcerative colitis. *Gastroenterology*, **146** (2), 392−400. e3.

14. Sands, B. E., Feagan, B. G., Rutgeerts, P., *et al*. (2014) Effects of vedolizumab induction therapy for patients with Crohn's disease in whom tumor necrosis factor antagonist treatment failed. *Gastroenterology*, **147** (3), 618−627. e3.

15. Travis, S. P., Farrant, J. M., Ricketts, C., *et al*. (1996) Predicting outcome in severe ulcerative colitis. *Gut*, **38** (6), 905−910.

16. Laharie, D., Bourreille, A., Branche, J., *et al*. (2012) Ciclosporin versus infliximab in patients with severe ulcerative colitis refractory to intravenous steroids: a parallel, open-label randomised controlled trial. *Lancet*, **380** (9857), 1909−1915.

17. Chang, K. H., Burke, J. P., and Coffey, J. C. (2013) Infliximab versus cyclosporine as rescue therapy in acute severe steroid-refractory ulcerative colitis: a systematic review and meta-analysis. *International Journal of Colorectal Disease*, **28** (3), 287−293.

18. Maser, E. A., Deconda, D., Lichtiger, S., *et al*. (2008) Cyclosporine and infliximab as rescue therapy for each other in patients with steroid-refractory ulcerative colitis. *Clinical Gastroenterology and Hepatology*, **6** (10), 1112−1116.

19. Hanauer, S. B., Sandborn, W. J., Kornbluth, A., *et al*. (2005) Delayed-release oral mesalamine at 4. 8 g/day (800 mg tablet) for the treatment of moderately active ulcerative colitis: the ASCEND II trial. *American Journal of Gastroenterology*, **100** (11), 2478−2485.

20. Carbonnel, F., Boruchowicz, A., Duclos, B., *et al*. (1996) Intravenous cyclosporine in attacks of ulcerative colitis: short-term and long-term responses. *Digestive Diseases and Sciences*, **41** (12), 2471−2476.

21. Arts, J., D'Haens, G., Zeegers, M., *et al*. (2004) Long-term outcome of treatment with intravenous cyclosporin in patients with severe ulcerative colitis. *Inflammatory Bowel Diseases*, **10** (2), 73−78.

思考题解析

1. 答案：B。氨基水杨酸是轻中度UC患者诱导缓解的一线治疗。一项系统性研究发现，口服和联合局部5-ASA诱导疾病缓解优于口服

5-ASA单药治疗，特别是对合并明显远段肠道症状的患者[10]。

2. 答案：D。ACSEND临床研究发现，对轻度UC患者而言，美沙拉嗪2.4g/d和4.8g/d诱导疾病缓解的疗效相似（51% vs 56%）。但是对中度UC患者而言，4.8g/d比2.4g/d诱导缓解率更高（72% vs 57%）[19]。所以，对这名患者下一步最佳治疗方案是将美沙拉嗪加量至4.8g/d。

3. 答案：B。Audrey是激素抵抗型急性重症肠炎。约三分之一激素抵抗型UC患者合并CMV感染性肠炎。明确诊断CMV肠炎，需获取炎症活动的肠道组织病理，送检病毒培养或行免疫组织化学检查。CMV抗原血症在诊断CMV肠炎方面敏感性和特异性都不佳。此外，急性活动期患者行全结肠镜检查穿孔风险较高，乙状结肠镜检查已足够协助诊断。Audrey暂未怀疑合并肠外并发症，因此不需要腹部CT或MRE检查。

4. 答案：C。Audrey是激素抵抗型急性重症肠炎。继续静脉激素治疗超过5～10天并无明显获益。若激素治疗3天，患者仍每日排便不少于8次，或每日排便3～8次并且CRP＞45mg/L，建议仅开始补救治疗[15]。研究发现急性重症肠炎患者全肠外营养并无获益。维多珠单抗在诱导及维持UC患者缓解方面有效，但缺乏在急性重症患者中的研究数据。因此建议启动英夫利昔单抗或环孢素补救性治疗，因为这两种药物明确有效。

5. 答案：B。大型随机CYSIF研究比较英夫利昔单抗和环孢素在急性重症肠炎患者中的治疗效果。研究发现英夫利昔单抗和环孢素治疗失败率类似（60% vs 54%）。使用环孢素治疗时，高胆固醇血症和低镁血症增加癫痫发生风险，是药物使用相对禁忌。与巯唑嘌呤治疗失败的患者相比，未曾接受巯唑嘌呤治疗的患者，接受环孢素补救治疗预后更好，出院后可以开始巯唑嘌呤治疗[20, 21]。因为环孢素不增加胎儿缺陷风险，因此育龄期女性不是用药禁忌。

（徐天铭 译 李景南 校）

11

克罗恩病药物治疗

临床要点

- 决定克罗恩病（CD）治疗方式的关键在于病变部位、疾病行为及疾病潜在进展。
- CD早期有效治疗对改善长期预后及避免进行性肠道损伤至关重要。
- 氨基水杨酸制剂通常对CD治疗无效，仅在部分极轻症患者中可能存在疗效。对轻中度回结肠CD，除全身性糖皮质激素治疗外，布地奈德也是一种有效治疗选择。
- 鉴于硫唑嘌呤及6-巯嘌呤起效较慢，单独作为诱导药物时效果不佳，但具有维持疾病缓解及降低糖皮质激素用量的效果。
- 对于初诊CD尚未接受免疫抑制剂治疗的患者，选用硫唑嘌呤联合抗TNF-α单抗或抗TNF-α单抗单药治疗优于硫唑嘌呤单药治疗效果。

克罗恩病（CD）和溃疡性结肠炎（UC）在治疗原则方面存在重叠。决定CD治疗方式的关键在于病变部位、疾病行为及疾病潜在进展。大部分患者诊断时都处于炎症期。随疾病进展出现肠瘘或肠道狭窄。因为肠瘘或肠道狭窄均会增加手术风险，降低药物治疗效果，因此CD早期有效治疗在预防上述并发症方面非常重要。

与UC类似，CD的最佳治疗终点也在不断更新。尽管临床研究常使用克罗恩病活动指数（CDAI）等以临床症状为基础的疾病活动评价系统评估治疗反应，但是确实存在症状与客观炎症指标之间的不平行[1]。越来越多研究将黏膜愈合作为治疗终点。目前关于已有的三种抗肿瘤坏死因子单抗（TNF-α单抗）及维多珠单抗的研究发现上述药物可以实现黏膜愈合。此外黏膜愈合与较低的激素需求、较高临床应答率及维持期较低手术切除率相关[2, 3]。为实现黏膜愈合增加的药物花费与后续节省的住院及手术治疗费用基本相当，从社会学角度是一项符合成本效益的治疗终点[4]。

最近研究结果支持CD早期有效的治疗在改善长期预后和避免进展性肠道损伤方面非常重要。早期CD患者比迁延患者对生物制剂反应更好。PRECISE 3试验亚组分析发现病程1年的CD患者与病程5年或更长期的患者相比，治疗反应率及缓解率更高。为严格评估早期治疗的效果，D'Haens将患者随机分至两种治疗方案组[5]。传统治疗方案组对糖皮质激素治疗失败的患者给予硫唑嘌呤治疗，若患者治疗中病情复发，再加用英夫利昔单抗治疗。而在早期联合免疫抑制治疗组，给予患者硫唑嘌呤联合负荷量英夫利昔单抗治疗，若疾病复发再次给予英夫利昔单抗治疗。在26周及52周，与传统治疗组相比，早期联合治疗组无手术切除无糖皮质激素的临床缓解率更高。2年时早期联合治疗组具有更高的黏膜愈合率。

多个因素与CD临床症状相关，但并非全部与疾病活动相关。疾病治疗首先要确定临床症状是与炎症活动相关，还是与肠道纤维化导致的狭窄或合并症有关。相当一部分CD患者在缓解期仍存在肠易激综合征的类似症状[6]；这种情况下升级治疗无用也不合适。回盲肠切除术后患者因胆汁吸收不良出现胆源性腹泻，可以通过胆汁酸吸附制剂控制症状。患者肠道受累范围广或多次肠切除术后可能出现短肠综合征，这种情况下使用胆汁酸吸附制剂可能加重腹泻，应尽量避免使用。回盲肠切除术后因为丧失"回肠刹车"作用、合并难辨梭杆菌感染或小肠细菌过度生长都可能导致腹泻。

轻中度克罗恩病

氨基水杨酸制剂在治疗轻中度CD方面仍存在争议，但大部分研究发现在维持缓解方面仍有作用。部分CD患者，特别是结肠CD，可能对美沙拉嗪为基础的治疗有反应。不依赖肠道pH释放的氨基水杨酸制剂，如美沙拉嗪缓释制剂（颇得斯安），对回肠CD可能有效。尽管缺乏有效数据支持，上述药剂通常仍作为轻度CD的一线治疗。由于有效性尚待明确，当治疗无效或疾病复发时尽早调整为更为有效的治疗方案。也基本无研究结果支持抗生素作为轻中度CD患者诱导缓解或维持治疗用药。但是最近一项研究发现利福昔明可诱导中度CD缓解[7]。

布地奈德能有效诱导轻中度回肠和右半结肠CD缓解。通常起始剂量为9mg/d治疗8～12天，然后每隔数周每天用量减3mg（图11.1）。布地奈德6mg/d作为维持治疗超过6个月无效。若患者对布地奈德治疗无应答或患者为全结肠炎，对中度CD而言泼尼松治疗效果优于布地奈德。患者接受布地奈德或泼尼松治疗应严密监测有无激素相关并发症。

　　由于硫唑嘌呤及6-巯嘌呤起效较慢，除非极轻症CD患者，否则单独作为诱导药物时效果不佳。若巯基嘌呤甲基转移酶（TPMT）活性正常，起始剂量通常为硫唑嘌呤50mg/d或6-巯嘌呤25～50mg/d（若为中度活性酶，药物需减量使用），4～6周内逐渐增加至目标治疗剂量，期间规律监测血常规。甲氨蝶呤同样能有效诱导及维持中度CD缓解。甲氨蝶呤诱导治疗剂量为每周25mg皮下注射或肌内注射，同时补充叶酸，疗程为12～16周。实现临床缓解后剂量减至每周15mg，部分患者可能需要更高的维持剂量。

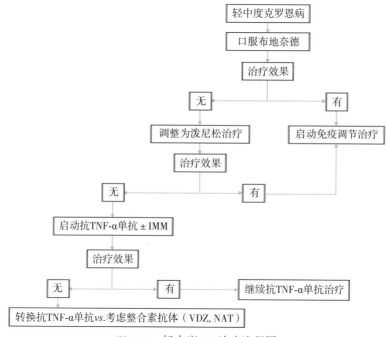

图11.1　轻中度CD治疗流程图

抗TNF-α单抗，抗肿瘤坏死因子α单克隆抗体；VDZ，维多珠单抗；NAT，那他珠单抗；IMM，免疫调节剂。

中重度克罗恩病

　　尽管开始生物制剂治疗的时机仍有赖于临床判断，但大部分的中重度CD患者需要免疫抑制剂或生物制剂治疗（图11.2）。SONIC研究发现对于初诊CD尚未接受免疫抑制剂治疗的患者，选用硫唑嘌呤联合抗TNF-α单抗或抗TNF-α单抗单药治疗优于单用硫唑嘌呤治疗效果。但是在临床实践中，部分CD患者硫唑嘌呤单药治疗就可诱导并维持疾病缓解。鉴于生物制剂高昂的医疗花费及限定的作用时间，中度CD患者若未合并早期进展为透壁性病变或手术治疗的危险因素，可以尝试将硫唑嘌呤作为一线治疗。若患者合并肛周瘘道、病变广泛或上消化道受累、需要多程激素治疗，或合并透壁性病变等因素提示疾病进展，应该早期应用生物制剂治疗。

目前尚无头对头研究对生物制剂的选择进行指导。随机对照研究发现任何一种抗TNF-α单抗与安慰剂组相比都存在明显获益。患者获益是决定治疗方案的重要因素，尤其是对肠道受累的CD患者。高风险表现的CD患者早期联合治疗可能存在获益。很多临床医生推荐长期小剂量联合治疗以降低免疫原性，但是实际上并没有证据证实小剂量和标准计量联合治疗孰优孰劣。小剂量方案可能更适用于应用联合方案风险极高的患者，如可能进展为肝脾T细胞淋巴瘤的青年男性。

若患者对抗TNF-α单抗初始治疗无应答，首先要判断是与病变炎症相关，还是与纤维狭窄性肠道并发症或功能性合并症相关。就像第10章提到过的，测定药物谷浓度和判断有无药物抗体有助于后续治疗方案的制订。若患者英夫利昔单抗谷浓度基本检测不到，提高药物剂量可能会改善疗效。若患者因为产生药物抗体

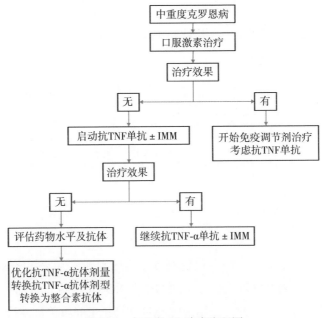

图 11.2　中重度CD治疗流程图

抗TNF-α单抗，抗肿瘤坏死因子α单克隆抗体；IMM，免疫调节剂。

而失去应答，那增加药物剂量不会改善来疗效。但也有报道认为药物抗体的产生可能是一过性的[8]，通过增加药物剂量或加用免疫抑制剂可以解决[9]。因为不同抗TNF-α单抗之间无交叉反应，患者换用其他抗TNF-α单抗治疗可能会再次实现临床应答。若患者此前已有两种抗TNF-α单抗治疗失败，第三种抗TNF-α单抗治疗的获益有限，而且药效持续时间通常较短[10, 11]。若已达到治疗所需英夫利昔单抗谷浓度，患者炎症控制不佳，加用第二种抗TNF-α单抗通常无明显获益，建议换用维多珠单抗等其他作用机制的生物制剂。若CD患者一开始就对抗TNF-α单抗无应答，那维多珠单抗是一项非常有力的治疗选择。若患者对抗TNF-α单抗继发性无应答，维多珠单抗可作为三线治疗。由于维多珠单抗起效慢（用药后10周左右），不太适合重度或激素抵抗患者使用。对重度难治性CD，小规模研究发现他克莫司和霉酚酸酯治疗有效。

病例思考题

1. Monica是一名27岁女性，克罗恩病病史5年，最初0，2，6周予英夫利昔单抗5mg/kg治疗，后调整为每8周1次维持治疗。她之前曾接受美沙拉嗪4.8g/d及硫唑嘌呤125mg/d（2.5mg/kg）治疗疾病未达到完全缓解，需要间断加用泼尼松治疗。她对英夫利昔单抗反应良好，最初3次治疗后肠蠕动恢复正常，腹泻和腹痛明显缓解。英夫利昔单抗治疗12个月后再次出现腹泻、直肠出血及体重减轻。结肠镜提示全结肠中度活动性改变。下列哪项是下一步的最佳治疗方案：

A. 英夫利昔单抗增量至10mg/kg每4周1次

B. 加用泼尼松每日40mg，并且继续英夫利昔单抗5mg/kg 每8周1次治疗

C. 确定她对英夫利昔单抗初始治疗无应答，调整为维多珠单抗

D. 评估英夫利昔单抗谷浓度及有无药物抗体

2. 你已获得药物谷浓度及药物抗体结果（下次用药之前），未发现英夫利昔单抗抗体，药物谷浓度为7μg/ml。下列哪项是下一步最佳治疗措施：

A. 英夫利昔单抗增量至10mg/kg每4周1次

B. 停用英夫利昔单抗，换用阿达木单抗

C. 停用英夫利昔单抗，换用维多珠单抗

D. 加用环丙沙星及甲硝唑治疗1月

3. Kevin是一名20岁青年男性，合并家族性CD病史，因右下腹痛2周急诊就诊。查体发现肛周瘘伴渗出，存在右下腹压痛。实验室检查示血红蛋白95g/L，白蛋白25g/L。CT检查提示约30cm回肠肠壁增厚伴局部系膜炎症，合并疏松结缔组织炎，局部无脓肿形成。患者予环丙沙星联合甲硝唑抗感染治疗，结肠镜提示回肠深溃疡。下列哪项治疗方案对Kevin最有效：

A. 开始美沙拉嗪4.5g/d

B. 开始硫唑嘌呤每日2.5mg/kg

C. 给予0、2、6周负荷剂量后，继续英夫利昔单抗5mg/kg 每8周1次维持治疗

D. 英夫利昔单抗5mg/kg联合硫唑嘌呤每日2.5mg/kg

4. 轻中度回肠CD最合适的一线治疗方案：

A. 阿达木单抗

B. 硫唑嘌呤

C. 美沙拉嗪

D. 布地奈德

5. 关于CD患者早期积极"降阶梯"治疗不正确的是：

A. 与升阶梯治疗相比，早期积极治疗能实现更高的黏膜愈合率

B. 早期积极治疗降低CD患者出现穿透性肠道并发症和结直肠癌风险

C. 早期积极治疗1年时无激素缓解率更高

D. 短病程CD患者比长病程CD患者对生物制剂应答率更高

参考文献

1. Solem, C. A., Loftus, E. V., Jr., Tremaine, W. J., *et al*. (2005) Correlation of C-reactive protein with clinical, endoscopic, histologic, and radiographic activity in inflammatory bowel disease. *Inflammatory Bowel Diseases*, **11** (8), 707−712.

2. Rutgeerts, P., Van Assche, G., Sandborn, W. J., *et al*. (2012) Adalimumab induces and maintains mucosal healing in patients with Crohn's disease: data from the EXTEND trial. *Gastroenterology*, **142**(5), 1102−1111. e2.

3. Schnitzler, F., Fidder, H., Ferrante, M., *et al*. (2009) Mucosal healing predicts long-term outcome of maintenance therapy with infliximab in Crohn's disease. *Inflammatory Bowel Diseases*, **15** (9), 1295−1301.

4. Ananthakrishnan, A. N., Korzenik, J. R., and Hur, C. (2013) Can mucosal healing be a cost-effective endpoint for biologic therapy in Crohn's disease? A decision analysis. *Inflammatory Bowel Diseases*, **19** (1),

37—44.

5. D'Haens, G., Baert, F., van Assche, G., et al. (2008) Early combined immunosuppression or conventional management in patients with newly diagnosed Crohn's disease: an open randomised trial. *Lancet*, **371** (9613), 660—667.

6. Halpin, S. J. and Ford, A. C. (2012) Prevalence of symptoms meeting criteria for irritable bowel syndrome in inflammatory bowel disease: systematic review and meta-analysis. *American Journal of Gastroenterology*, **107** (10), 1474—1482.

7. Prantera, C., Lochs, H., Grimaldi, M., et al. (2012) Rifaximin-extended intestinal release induces remission in patients with moderately active Crohn's disease. *Gastroenterology*, **142** (3), 473—481. e4.

8. Vande Casteele, N., Gils, A., Singh, S., et al. (2013) Antibody response to infliximab and its impact on pharmacokinetics can be transient. *American Journal of Gastroenterology*, **108** (6), 962—971.

9. Ben-Horin, S., Waterman, M., Kopylov, U., et al. (2013) Addition of an immuno modulator to infliximab therapy eliminates antidrug antibodies in serum and restores clinical response of patients with inflammatory bowel disease. *Clinical Gastroenterology and Hepatology*, **11** (4), 444—447.

10. de Silva, P. S., Nguyen, D. D., Sauk, J., et al. (2012) Long-term outcome of a third anti-TNF monoclonal antibody after the failure of two prior anti-TNFs in inflammatory bowel disease. *Alimentary Pharmacology & Therapeutics*, **36** (5), 459—466.

11. Allez, M., Vermeire, S., Mozziconacci, N., et al. (2010) The efficacy and safety of a third anti-TNF monoclonal antibody in Crohn's disease after failure of two other anti-TNF antibodies. *Alimentary Pharmacology & Therapeutics*, **31** (1), 92—101.

12. Velayos, F. S., Kahn, J. G., Sandborn, W. J., and Feagan, B. G. (2013) A test-based strategy is more cost effective than empiric dose escalation for patients with Crohn's disease who lose responsiveness to infliximab. *Clinical Gastroenterology and Hepatology*, **11** (6), 654—666.

思考题解析

1. 答案：D。结肠镜证实疾病活动，检测药物谷浓度以及明确是否合并药物抗体比经验性增加药物用量更为经济有效[12]。继续原剂量英夫利昔单抗治疗可能会导致疾病反复复发，并不是合适的治疗策略。因为Monica初始对英夫利昔单抗有应答，因此是继发性无应答。

2. 答案：C。已达到治疗需要药物谷浓度，而且无药物抗体，提示换用其他抗TNF-α单抗制剂可能并无效果。在这种情况下，换用其他作用机制的生物制剂可能有效。维多珠单抗是一类 $\alpha_4\beta_7$ 整合素抑制剂，对诱导及维持UC缓解有效，是一种后续治疗的合适选择。

3. 答案：D。Kevin合并多种危险因素提示进展性病程，包括透壁性溃疡、肛周瘘和年轻发病。SONIC研究发现英夫利昔单抗联合硫唑嘌呤治疗的临床及内镜结果优于两者任何一种单药治疗。因此联合治疗是最佳方案。目前没有证据支持美沙拉嗪治疗有效，而硫唑嘌呤单药不足以诱导疾病缓解。

4. 答案：D。布地奈德是一种全身性激素，首过代谢较高，已证实对轻中度回肠CD治疗有效。阿达木单抗可有效诱导中重度CD缓解，但轻度患者并不需要。氨基水杨酸对CD治疗效果仍存在争议。由于硫唑嘌呤起效时间较长，因此通常不作为一线治疗。

5. 答案：B。D'Haens等研究将患者随机分至传统治疗组（升阶梯）和早期积极治疗组（降阶梯）。在26周及52周，与传统治疗组相比，早期联合治疗组具有更高无手术切除的无激素临床缓解率。2年时早期联合治疗组具有更高的黏膜愈合率。但是早期积极治疗组并未降低透壁性并发症、肠狭窄或结直肠恶变等并发症。

（徐天铭 译 李景南 校）

12

炎症性肠病的外科治疗

临床要点

- 大约10% ～ 20%的溃疡性结肠炎（UC）患者在诊断20年后将需要行结肠切除术。
- UC的手术多采用全结直肠切除和回肠储袋肛管吻合术（IPAA）。可以分一期、二期或三期进行。
- 23% ～ 50%行IPAA的患者会发生储袋炎。
- 在诊断后的10年内，高达60%的克罗恩病患者将因疾病接受手术治疗。
- 手术无法治愈CD，术后复发普遍存在。术后第一年，高达80%的患者会出现内镜下复发，50%的患者会出现临床复发。增加复发风险

的因素包括主动吸烟和穿透型克罗恩病。

- 目前术后复发的管理策略依赖于量身定制的预防措施。低危患者（病程长、纤维狭窄性疾病切除范围有限）可以在术后进行临床观察，并在术后6 ～ 12个月通过结肠镜检查对内镜下复发进行主动监测。
- 有一种或多种复发危险因素，包括穿透型疾病的手术、诊断和首次手术时间间隔短、当前吸烟或首次切除前使用抗肿瘤坏死因子α（TNF-α单抗）治疗失败的患者，可能会受益于术后开始抗TNF-α单抗治疗以预防复发。

溃疡性结肠炎的手术治疗

在1960年至1983年之间随访的溃疡性结肠炎（UC）患者队列中，20年结肠切除率高达68%[1]。但是，在现代疗法时代最新诊断的队列中，临床实践表明结肠切除率有了显著的下降。在欧洲EC-IBD队列中，10年累计结肠切除率为8.7%，而在匈牙利西部的一项基于人群的研究估计，2002年至2006年间被诊断为UC的患者在患病5年后，行结肠切除术的概率仅为3%。在同样时间框架下来自美国明尼苏达州奥姆斯特德县和加拿大曼尼托巴省的分析发现，诊断后20年的结肠切除

率为14%～20%。在患有严重疾病或早期侵袭性表现的患者中，结肠切除率的降低不如在中度疾病患者中明显。受累范围是结肠切除术最有价值的预测指标之一，与受累范围有限的患者相比，全结肠炎患者的结肠切除术概率较短节段受累患者增加了3～5倍。

UC的手术采用全结直肠切除和回肠储袋肛管吻合术（IPAA）。全结直肠切除术通常可以治愈UC，对于持续药物治疗无效或发生不良反应风险高无法接受药物治疗的患者，它提供了一种特别有力的选择。在某些难治性患者中，长期持续的病变伴发恶性肿瘤的风险也使患者倾向于外科手术。采用回肠造口术的全结直肠切除术是IPAA出现之前的标准手术方式。与其相比，选择回肠储袋肛门吻合和避免永久性造口对很多患者更有吸引力。但是，除了手术风险外，约有一半接受回肠储袋肛门吻合的患者发生了至少1次储袋炎。抗生素治疗通常对储袋炎有效，但复发性储袋炎使某些患者长期使用抗生素。此外，部分亚组的患者会发展为抗生素难治性储袋炎或储袋克罗恩样疾病，需要进行免疫抑制治疗。直肠切除术相关的盆腔解剖游离和创建J型储袋与降低生育能力有一定的关系，这是年轻女性中的重要问题。UC择期结肠切除术的指征包括高级别不典型增生或结肠癌，多灶性低级别不典型增生，药物难治的持续活动性疾病，或需要长期服用大剂量类固醇（泼尼松＞15mg/d，持续6个月或更长）以维持临床缓解。与择期手术相比，急诊结肠切除术的并发症和死亡率更高。急诊手术的常见指征包括中毒性巨结肠、暴发性结肠炎、穿孔，或者比较少见的严重消化道出血。即使中毒性巨结肠患者在住院期间避免手术，他们第二年仍有50%的风险需要手术。

UC最常用的手术方式是全结直肠切除和IPAA（图12.1）。它由Parks和Utsunomiya于20世纪70年代后期首次发明，包括切除整个直肠和结肠，然后创建一个J形回肠储袋，起贮便作用。储袋可以通过吻合器或手工缝合技术与肛门吻合。在一期步骤中，结肠切除和J型储袋制作同时进行。然而，这种方法与明显的术后并发症相关。在二期步骤中，第一步先做临时回肠造口来进行结肠切除和J型储袋制作。第二步还纳回肠造口。当初次手术是针对暴发性疾病时，通常进行三期手术。在这种方法中，第一次手术包括结肠次全切除术和回肠造口术。第二次手术包括直肠切除术和制作J型储袋，最后的步骤是还纳回肠造口。每个阶段的时间间隔为几个星期。在创建J型储袋之前，最常见的手术方式是全结肠切除术和Brooke回肠造口术（图12.1）。对于有失禁或其他功能障碍的高风险患

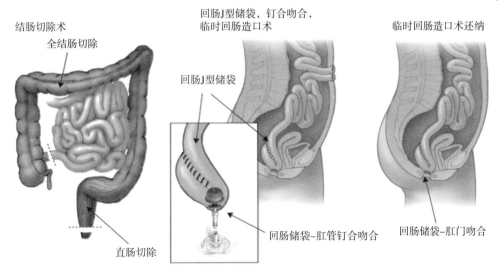

结肠切除术
全结肠切除

回肠J型储袋，钉合吻合，临时回肠造口术

回肠J型储袋

临时回肠造口术还纳

回肠储袋-肛管钉合吻合

回肠储袋-肛门吻合

直肠切除

图 12.1　溃疡性结肠炎的三阶段手术——全结直肠切除并回肠储袋-肛管吻合术（IPAA）
改编自 Ordas et al.2012[17]。已获得 Elsevier 许可。

者以及行动不便的患者而言，这仍然是一种选择，这些患者可能会因 IPAA 术后降低正常肛门控便功能。IPAA 的正常预期排便频率为每天 5～8 次排便，以及每周夜间少数几次排便。有些患者需要长期服用止泻药，有些患者会出现便失禁。

　　UC 的术后死亡率很低，介于 1% 和 2% 之间。术后并发症包括伤口感染、吻合口漏、伤口延迟愈合以及全身性心肺、胃肠道、泌尿道或感染并发症。与开放手术相比，腹腔镜手术患者术后并发症的发生率可能更低，住院时间也较短，但是缺乏长期随访的高质量对比数据。

溃疡性结肠炎中储袋相关并发症

　　尽管全结直肠切除术和 IPAA 可治愈溃疡性结肠炎，但某些情况可能会影响储袋（表 12.1）[2]。早期并发症，如吻合口漏等不常见。进行 IPAA 的患者中，有 5%～20% 会发生盆腔脓毒症、储袋窦或储袋瘘，而在一期手术或暴发性结肠炎手术中更常见。狭窄在 IPAA 术后也很常见，在一个 1884 例患者队列中，发生率为 11%。它们通常是在吻合或储袋的出口处，但也可能发生在储袋中部或入口处[2]。肛门狭窄可通过内镜下扩张或麻醉下检查以及在手术室进行扩张，但是很少需要再次手术。

表 12.1 回肠储袋疾病及相关并发症

手术与机械性	吻合口漏
	盆腔感染及脓肿
	储袋窦道形成
	储袋瘘管形成
	狭窄
	输入袢综合征与输出袢综合征
	不育与性功能障碍
	门静脉血栓
	储袋脱垂，储袋扭转出血，括约肌损伤或功能障碍
炎症与感染	储袋炎
	直肠残端封套炎
	储袋克罗恩病
	近端小肠细菌过生长
	炎性息肉
功能性	储袋易激综合征
	肛门痉挛
	假性肠梗阻
肿瘤	储袋不典型增生或癌
	肛管移行区不典型增生或癌
全身及代谢	贫血
	骨量减少
	维生素 B_{12} 缺乏

在进行 IPAA 的患者中，有 23% ~ 50% 发生储袋炎。回肠造口还纳后的一年内发生率为 40%[2]。储袋炎几乎都是手术的 UC 患者中出现，而在接受相同方法治疗的家族性腺瘤性息肉病患者中很少见。临床表现包括大便频率增加、急迫感、失禁和腹部绞痛或盆腔不适。在某些患者中，可能是由于合并感染引起，如艰难梭菌感染[3]。环丙沙星和甲硝唑都是治疗储袋炎的好的一线药物（图 12.2）。一些患者仅需要一个 2 周疗程的抗生素治疗，而另一些患者则可能需要多个疗程的治疗，并且一部分患者可能依赖于长期抗生素治疗。慢性抗生素难治性储袋炎（对 4 周疗程的抗生素无效）可能需要联合使用抗生素，开始使用免疫调节剂或生物制剂，或更少见的办法是移除储袋。

直肠套炎是指在未进行黏膜切除的情况下进行吻合的患者直肠套的炎症。从本质上讲，它代表了在残留的直肠黏膜上 UC 的持续。它的症状可能难以和储袋

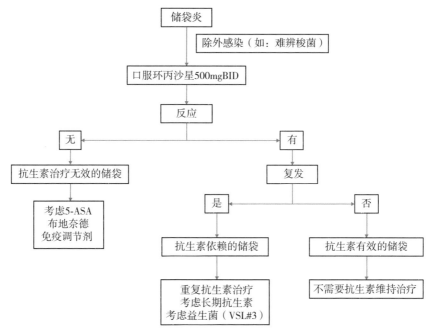

图12.2　储袋炎的处理流程图

Anti-TNF，抗 TNFα 单抗；5-ASA，5-氨基水杨酸。

炎鉴别。通常用局部5-氨基水杨酸或局部皮质激素治疗。储袋克罗恩病在接受IPAA的患者中的发生率为2% ～ 10%，在术前诊断为中间型结肠炎的患者中更为常见。这种克罗恩样储袋炎症可表现为从炎症到穿透型疾病，就像新诊断的克罗恩病一样，提示克罗恩样储袋的内镜特征包括传入段溃疡、储袋入口狭窄和小肠其他部位的狭窄或溃疡。克罗恩样储袋的管理和肠腔CD类似。很少有回肠肛管储袋的患者在肛门过渡区发生癌症，特别是在没有进行黏膜切除术的情况下进行吻合钉吻合术的患者。尽管在文献中对此类患者是否需要常规监测存在争议，但因不典型增生或癌症而接受结肠切除术的患者在肛门过渡区发生结肠癌的风险增加，应每年或每半年进行结肠镜检查。

克罗恩病的手术治疗

在诊断CD后的10年内，多达60%的患者将行手术治疗。与UC不同，手术不能治愈CD，因为常有疾病反复复发。高达80%的患者在术后的第一年内出现内镜复发，而50%的患者在一年内出现临床复发。初次手术后10年，因复发需要再次手术的累计风险为33% ～ 58%。CD外科手术最常见的适应证是药物治疗失败以及穿透性或狭窄性并发症的进展，例如回盲部脓肿、内瘘或小肠狭窄反复出现纤维狭窄引起的肠梗阻。重复手术的危险因素包括目前吸烟和小肠穿透性疾病的初次手术。由于复发的风险和重复手术的可能性，CD的手术原则与UC有所不同。因此，外科治疗CD的一个重要概念是局限性切除或肠道保留技术，例如狭窄成形术。一项随机对照试验（RCT）对比了局限和扩大切除，发现通过采用大范围扩大手术对预防复发没有益处[4]。

回结肠CD患者最常进行的手术是回盲肠切除术，将新的末段回肠和升结肠进行直接吻合。可以通过开放手术或腹腔镜完成。在一项对小肠CD腹腔镜手术与开放手术对比的系统回顾中，腹腔镜切除术与伤口感染和非疾病相关并发症的发生率降低相关，但在统计学上不优于开放手术。腹腔镜手术和开放手术之间的长期再手术率没有差异[5]，这表明在有专家的情况下，腹腔镜手术对患者来说是合适的选择。

在小肠狭窄的患者中，正越来越多地采用保留肠道技术，最常见的是狭窄成形术。狭窄成形术是在狭窄部位进行纵向切口，随后进行横向缝合，从而增加管腔直径。狭窄成形术可以保留肠道，减少了发生短肠综合征的风险。肠道长度少于100～200cm的患者有吸收不良和依赖全肠外营养的风险。传统上狭窄成形术被用于与活动性疾病无关的短纤维化狭窄，尽管有报道提示，即使在活动性炎症或狭窄更长的情况下，也可以安全有效地进行狭窄成形术[6]。狭窄成形术在空肠或回肠疾病中最有效。在荟萃分析中，狭窄成形术后的5年复发率为28%，并且在大多数患者中，复发发生在非狭窄手术部位[7]。狭窄成形术也被认为是治疗胃十二指肠CD的一种安全有效的选择[8, 9]。有发生在狭窄成形术部位的小肠腺癌罕见病例被报道[10, 11]。回肠远端狭窄可能通过内镜下球囊扩张术修复作为替代方法。

结肠CD患者的手术切除率较低。在这类患者中通常进行的手术包括节段性结肠切除术（例如切除结肠狭窄部位）或结肠次全切除术以治疗药物难治性病例，而这两种术式之间的无复发生存率相似[12, 13]。由于CD患者很少或较少有直肠受累，对于直肠正常的患者，结肠次全切除和回肠直肠吻合术可能是一种合理的选择。对于有直肠疾病的患者，可选择的手术方法是全结直肠切除和Brooke回肠造口术。有报道在部分结肠CD患者中进行回肠肛管储袋手术，但可能与更高的储袋失败率相关[14]。第13章讨论了肛周瘘管型CD的处理。

克罗恩病术后复发的预防

由于术后1年近80%的患者出现内镜复发，临床复发率超过50%，因此确定具有高复发风险的亚组并采取适当的治疗措施以预防复发非常重要。增加复发风险的因素包括吸烟和穿透型CD的手术，其他尚未充分确定的风险因素包括肠切除的范围、肉芽肿的存在、边缘组织学活动度和吻合方式。

已经进行了多项研究以评估各种疗法对预防术后复发的有效性。氨基水杨酸制剂在预防复发方面作用较弱。在一项meta分析中，与安慰剂相比，尽管没有任何单项研究提示美沙拉嗪治疗组具有预防复发的统计学意义，但总体分析上，美沙拉嗪治疗组在第12个月时的临床复发率较低（相对危险度0.76，95%置信区间0.62～0.94）[15]。美沙拉嗪还降低了第12个月时的内镜复发率和严重内镜复发率。大量数据证实了抗生素，特别是硝基咪唑的疗效。在随机对照试验中，甲硝唑和奥硝唑分别给药3个月和1年可有效预防临床和内镜复发，但耐受性差。硫唑嘌呤的四项试验表明，与5-ASA或安慰剂相比，硫唑嘌呤的临床和内镜复发率较低。支持术后复发预防的最有前景的数据来自Regueiro等人[16]的研究。他们将24例患者随机分配至英夫利昔单抗组或安慰剂组。在第1年末，英夫利昔单抗组的内镜复发率为9%，而安慰剂组为85%。英夫利昔单抗组的临床缓解率为80%，而安慰剂组为54%。正在开展更大规模的试验可以帮助确定生物制剂的益处。

目前术后复发的管理策略依赖于量身定制的预防措施（图12.3）。低危患者（病程长、纤维狭窄性疾病切除范围有限）可以在术后进行临床观察。由于内镜下复发通常早于临床复发出现，而且内镜下复发的严重程度是重要的预后指标，即使无症状也应在切除术后6～12个月进行结肠镜检查，如果出现严重内镜下复发决定是否需要升级治疗。有一种或多种复发危险因素的患者，包括穿透型疾病的手术、诊断和首次手术时间间隔短、当前吸烟者或首次切除前使用抗肿瘤坏死因子α（TNF-α单抗）治疗失败，可能会受益于术后开始抗TNF-α单抗治疗以预防复发。与治疗复发性疾病相比，术后早期给药时，生物制剂的疗效似乎更好。

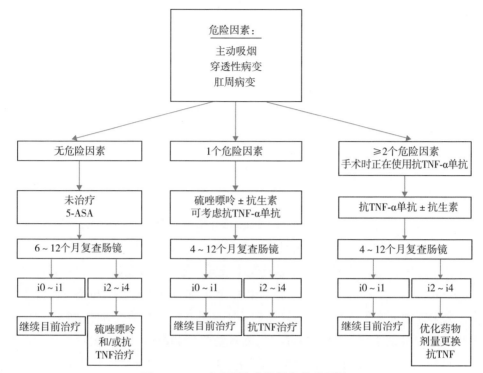

图12.3　CD术后预防病情复发的流程图

5-ASA，5-氨基水杨酸。i0-i4，Rutgeerts评分。

病例思考题

1. 雅各布有5年的回肠CD病史，对硫唑嘌呤和英夫利昔单抗耐药。后来他进行了腹腔镜回盲肠切除术和侧侧吻合，术后为预防复发使用阿达木单抗治疗。术后6个月行结肠镜检查，发现吻合口处有3个阿弗他溃疡。以下哪个陈述是正确的？

   A. 根据Rutgeerts分类将其分为i0，不需要升级治疗

   B. 根据Rutgeerts分类将其分为i1，不需要升级治疗

   C. 根据Rutgeerts分类将其分为i2，应加用甲硝唑治疗

   D. 根据Rutgeerts分类将其分为i3，建议增加阿达木单抗剂量为每周给药

2. 下列哪些药物与回盲肠切除术后CD的复发风险降低相关？

   A. 环丙沙星

   B. 甲硝唑

   C. 利福昔明

   D. 布地奈德

3. 关于回肠储袋肛管吻合术后的储袋炎，以下哪项陈述是不正确的？

   A. 急性储袋炎的一线治疗是环丙沙星和甲硝唑

   B. 储袋炎的一线治疗是系统性糖皮质激素治疗

   D. 高达50%接受J型储袋手术的患者会发生储袋炎

   D. 大多储袋炎患者不需要免疫抑制治疗

参考文献

1. Farmer, R. G., Easley, K. A., and Rankin, G. B. (1993) Clinical patterns, natural history, and progression of ulcerative colitis. A long-term follow-up of 1116 patients. *Digestive Diseases and Sciences*, **38** (6), 1137−1146.

2. Shen, B., Remzi, F. H., Lavery, I. C., *et al*. (2008) A proposed classification of ileal pouch disorders and associated complications after restorative proctocolectomy. *Clinical Gastroenterology and Hepatology*, **6** (2), 145−158; quiz, 24.

3. Shen, B., Jiang, Z. -D., Fazio, V. W., *et al*. (2008) *Clostridium difficile* infection in patients with ileal pouch-anal anastomosis. *Clinical Gastroenterology and Hepatolog*, **6** (7), 782−788.

4. Sales, D. J. and Kirsner, J. B. (1983) The prognosis of inflammatory bowel disease. *Archives of Internal Medicine*, **143** (2), 294−299.

5. Dasari, B. V., McKay, D., and Gardiner, K. (2011) Laparoscopic versus open surgery for small bowel Crohn's disease. *Cochrane Database of Systematic Reviews*, (1), CD006956.

6. Shatari, T., Clark, M. A., Yamamoto, T., *et al*. (2004) Long strictureplasty is as safe and effective as short strictureplasty in small-bowel Crohn's disease. *Colorectal Disease*, **6** (6), 438−441.

7. Yamamoto, T., Fazio, V. W., and Tekkis, P. P. (2007) Safety and efficacy of strictureplasty for Crohn's disease: a systematic review and meta-analysis. *Diseases of the Colon and Rectum*, **50** (11), 1968−1986.

8. Tonelli, F., Alemanno, G., Bellucci, F., *et al*. (2013) Symptomatic duodenal Crohn's disease: is strictureplasty the right choice? *Journal of Crohn's & Colitis*, **7** (10), 791−796.

9. Worsey, M. J., Hull, T., Ryland, L., and Fazio, V. (1999) Strictureplasty is an effective option in the operative management of duodenal Crohn's disease. *Diseases of the Colon and Rectum*, **42** (5), 596−600.

10. Menon, A. M., Mirza, A. H., Moolla, S., and Morton, D. G. (2007) Adenocarcinoma of the small bowel arising from a previous strictureplasty for Crohn's disease: report of a case. *Diseases of the Colon and Rectum*, **50** (2), 257−259.

11. Partridge, S. K. and Hodin, R. A. (2004) Small bowel adenocarcinoma at a strictureplasty site in a patient with Crohn's

disease: report of a case. *Diseases of the Colon and Rectum*, **47**（5）, 778−781.

12. Kiran, R. P., Nisar, P. J., Church, J. M., and Fazio, V. W.（2011）The role of primary surgical procedure in maintaining intestinal continuity for patients with Crohn's colitis. *Annals of Surgery*, **253**（6）, 1130−1135.

13. Fichera, A., McCormack, R., Rubin, M. A., *et al*.（2005）Long-term outcome of surgically treated Crohn's colitis: a prospective study. *Diseases of the Colon and Rectum*, **48**（5）, 963−969.

14. Le, Q., Melmed, G., Dubinsky, M., *et al*.（2013）Surgical outcome of ileal pouch-anal anastomosis when used intentionally for well-defined Crohn's disease. *Inflammatory Bowel Diseases*, **19**（1）, 30−36.

15. Doherty, G., Bennett, G., Patil, S., *et al*.（2009）Interventions for prevention of post-operative recurrence of Crohn's disease. *Cochrane Database of Systematic Reviews*,（**4**）, CD006873.

16. Regueiro, M., Schraut, W., Baidoo, L., *et al*.（2009）Infliximab prevents Crohn's disease recurrence after ileal resection. *Gastroenterology*, **136**（2）, 441−450. e1; quiz, 716.

17. Ordas, I., Eckmann, L., Talamini, M., *et al*.（2012）Ulcerative colitis. *Lancet*, **380**（9853）, 1606−1619.

思考题解析

1. 答案：B。根据Rutgeerts分类，新的末段回肠出现少于5个阿弗他溃疡被分类为i1，与进展或需要再次手术风险低有关。雅各布继续使用阿达木单抗，不需要升级疗法是合理的，并计划在1年内再次进行结肠镜检查。尽管有数据支持甲硝唑在预防术后复发中的作用，但尚无随机对照试验数据支持其在治疗CD复发中的疗效。

2. 答案：B。在随机对照试验中，分别给药3个月和1年，甲硝唑和奥硝唑都可以有效预防临床和内镜复发。没有数据支持使用其他药物预防CD的复发。

3. 答案：B。储袋炎发生在50%的行J型储袋手术的患者中，通常对抗生素治疗有效而对系统性糖皮质激素治疗无效。只有一小部分储袋炎的患者会出现慢性、抗生素耐药的症状，因此需要开始免疫抑制治疗。

（孙颖昊 译 杨 红 孙曦羽 校）

13
炎症性肠病的并发症

临床要点

- 对于确诊溃疡性结肠炎（UC）的患者，尤其是合并潜在的原发性硬化性胆管炎或长病程的患者中，出现新的结肠狭窄应警惕潜在恶性肿瘤、克罗恩病或其他病因（如缺血或憩室狭窄）。

- 炎症性肠病（IBD）患者中艰难梭菌感染的发生率最近有所增加。这种感染与发病率和死亡率增加有关。所有有症状波动的患者，无论门诊或住院患者，都应该做艰难梭菌检查。

- 结肠巨细胞病毒（CMV）的再激活（称为CMV结肠炎）可使多达三分之一的激素抵抗型患者的病程复杂化，CMV结肠炎可以通过免疫组化、聚合酶链反应或受累部位结肠活检进行培养进行诊断。

- UC和克罗恩病（CD）均与大肠癌风险增加相关。诊断时年龄小，疾病广泛，病程长，合并PSC以及炎症的严重程度与结直肠肿瘤发生的风险增加相关。

- 不典型增生可能是单灶性或多灶性的，可以是结肠镜下不可见的（扁平不典型增生）或可见的（隆起型病变）。对于小息肉样病变，结肠镜下可见的不典型增生能够被切除。相反，单灶或多灶的高级别扁平不典型增生通常通过结肠切除术来处理。

- 在诊断后20年内，有18%的CD患者会出现纤维狭窄或狭窄，最常见于回肠末端。结肠镜下球囊扩张术对于回肠狭窄或吻合口短的狭窄有效，但是确定性治疗通常需要手术切除，在可能的情况下进行保留肠道手术，如狭窄成形术。

- 35%的CD患者发生肛周或肠皮瘘。抗肿瘤坏死因子生物制剂可以有效治疗肛周CD。直肠阴道或肠道膀胱瘘通常对药物治疗反应较差，因此经常需要手术干预。

- 严重的溃疡性结肠炎可导致中毒性巨结肠和/或穿孔，这是一种可怕的并发症，通常需要紧急结肠切除术。

溃疡性结肠炎的并发症

中毒性巨结肠和穿孔

中毒性巨结肠是急性重症结肠炎的令人担忧的并发症。它的临床定义是结肠腔扩张至6 cm或更大，通常伴有腹痛、发热、心动过速、低血压、电解质紊乱和/或精神状态改变。在急性重症结肠炎的患者中，肠道蠕动突然停止或腹胀应引起对此并发症的怀疑。敲击时腹部会出现胀气和鼓鼓的声音，以及肠鸣音消失。这种并发症通常在腹部平片上很明显（图13.1）。立即处理包括终止潜在的诱因，例如麻醉剂和抗胆碱能药物，以及纠正电解质紊乱。早期外科会诊至关重要。可以通过让患者右侧或俯卧位，并放置鼻胃管和肛管来尝试减压。每6～12小时复查腹平片，如果出现进行性扩张或腔外游离气体提示穿孔。由于穿孔的风险，应避免内镜评估。中毒性巨结肠与高死亡率相关，通常需要紧急结肠切除术。

突然出现发热和腹膜炎体征可能表明出现游离穿孔，这是重症结肠炎的罕见并发症。即使在没有中毒性巨结肠的情况下也可能发生，并且在没有紧急手术的情况下也与高死亡率相关。诊断依据是体格检查和计算机断层扫描（CT）。应立即开始使用广谱抗生素，同时纠正水电解质平衡和相关合并症（如贫血）。在怀疑游离穿孔时应避免进行内镜检查或钡剂检查。

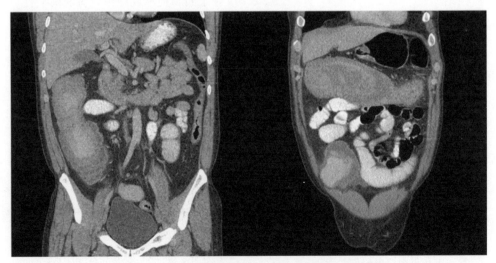

图13.1 溃疡性结肠炎中毒性巨结肠患者的CT图像

结肠狭窄

由于UC炎症仅限于黏膜下层和黏膜层，与克罗恩病（CD）相比，长期炎症引起的结肠狭窄并不常见。尤其是合并潜在的原发性硬化性胆管炎或长病程的患者中，新的结肠狭窄应警惕潜在恶性肿瘤、CD或其他病因（如缺血或憩室狭窄）。除非有其他证据，否则应假定UC的狭窄是恶性的。应当对狭窄和周围的黏膜进行多次活检。在某些情况下，横断面成像有助于诊断。如果仍高度怀疑狭窄背后存在恶性肿瘤，手术是提供诊断和治疗狭窄后果的合适的治疗策略。在长病程患者中，如果无法在内镜下绕过狭窄，妨碍对近端结肠的监测，应考虑手术切除。

难辨梭杆菌和巨细胞病毒结肠炎

在IBD患者中，艰难梭菌感染率最近有所增加。在某些人群中，多达一半的急性重症结肠炎患者被发现合并难辨梭杆菌感染[1]。UC患者的难辨梭杆菌感染与发病率和死亡率均相关。在一项住院患者的大型研究中，难辨梭杆菌感染与死亡率增加6倍有关[2]。其他研究表明，难辨梭杆菌感染患者对治疗升级的需求更大，结肠切除术率更高[3]。重要的是，要对UC患者难辨梭杆菌感染保持高度警惕，因为该队列中传统危险因素（如先前的医疗暴露或抗生素使用）的发生频率要比没有IBD基础的人群低。系统性糖皮质激素的使用、持续的免疫抑制和结肠炎的范围是IBD患者难辨梭杆菌感染的危险因素。临床上，难辨梭杆菌感染可能与UC结肠炎复发没有区别。假膜性结膜炎是难辨梭杆菌结肠炎的典型特征，但在IBD患者中少见，而且不存在假膜性结膜炎无法排除此诊断。甲硝唑是非常轻症疾病的治疗选择。但是，对于那些病情较严重的患者，考虑到较高的治疗成功率，口服万古霉素可能是合适的初始治疗方法。

IBD患者原发性巨细胞病毒（CMV）感染并不常见。但是，结肠中CMV的再激活（称为CMV结肠炎）相对普遍，尤其是在接受糖皮质激素或其他免疫抑制剂治疗的患者中。它使多达三分之一的激素抵抗患者疾病复杂化[4, 5]。通过乙状结肠镜从溃疡取得活检并通过组织学或免疫组化证实病毒包涵体来明确诊断，后者敏感性更高。PCR检测和快速病毒培养（"病毒壳培养"）也可以作为相对快速的检测来明确CMV结肠炎的诊断。通过PCR对循环中的CMV抗体、抗原血症或病毒拷贝进行血清学检测通常无法区分CMV感染和CMV疾病，并且对明确潜在的CMV结肠炎的诊断敏感性和特异性差。在这种情况下，CMV是真正致病还是"无辜的旁观者",在文献中存在争议。但是,在对糖皮质激素抵抗或生物制剂无效的患者中,静脉注射更昔洛韦3 ~ 5天,然后开始口服缬更昔洛韦14 ~ 21天的疗程与良好的改善率有关。

结直肠不典型增生和肿瘤

发生风险和危险因素

UC和CD均与结直肠癌风险增加相关。对这种风险增加幅度的估计有所不同。Eaden等人[6]的meta分析总结了有关结直肠癌发病率的初步研究,风险预计为患病10年后为2%,患病20年后为8%,患病30年后为18%。但是,最近的分析表明该风险较低。在法国的1个包括19486例IBD患者的大型前瞻性观察队列中,37例发展为结直肠癌,20例发展为高级别不典型增生,IBD患者的发病风险比是2,长期慢性UC的发病风险比是7[7]。在斯堪的纳维亚的一项研究中也观察到这种癌症风险的暂时下降,结直肠癌的相对危险度从1979 ~ 1988年的1.34降低到0.57,只有患有广泛型全结肠炎、确诊年龄小和男性患者风险增加[8, 9]。导致这种风险下降的潜在因素包括更有效的药物治疗、更频繁地纳入结直肠癌监测计划以及不典型增生或药物治疗失败患者进行结直肠切除术比例更高。UC患者的结直肠癌风险不会增加,因此不会从频繁的检查中获益。CD患者出现广泛型结肠炎、受累范围超过1/3结肠时发生结直肠癌的风险与UC患者相同[10]。

在IBD患者中,有几种确定的结直肠肿瘤的危险因素(表13.1)。诊断年龄小、广泛型、长的病程都与结直肠肿瘤风险增加相关。合并PSC与结直肠癌风险显著增加。组织学严重程度、血清炎症标志物升高也与结直肠癌或不典型增生的

表13.1　IBD患者发生结直肠肿瘤的危险因素

病程

受累范围

合并PSC

多发性炎症性假息肉

结肠狭窄

结直肠肿瘤家族史

炎症严重程度

诊断年龄小

风险增加有关[11, 12]。IBD中结直肠癌的其他危险因素包括结肠癌家族史、结肠狭窄、结肠缩短和多发性炎性假息肉[13]。相反，接受定期检查与降低结肠直肠癌风险和降低结肠癌诊断后的死亡率相关。

结肠炎相关癌症的分子机制不同于散发性结肠癌。在散发性癌症中，腺瘤性息肉病（APC）基因功能丧失是早期事件，p53突变发生在腺瘤-癌周期的晚期。相反，在IBD相关的结肠癌中，p53突变发生较早，而APC功能丧失是较晚的事件。在IBD的背景下发展成的结肠癌往往是多中心的，并且更可能发生在扁平的黏膜中，表现为扁平的、斑块状的病灶；与普通人群相比，其可视性较差。

监测不典型增生和癌症

不典型增生在组织学上表现为核分层、核和细胞多态性以及缺乏核极性，代表了上皮中的肿瘤性转化，但没有穿透固有层[13]。它分为低级别和高级别不典型增生（分别为LGD和HGD），但在某些情况下可能不确定且难以与炎症相关的改变区分开。尽管结肠癌可以在没有不典型增生的情况下发生，但是最终进展为结肠癌的患者中有较高概率先出现不典型增生（75%～90%），因而建议进行常规监测。美国胃肠病学协会和英国胃肠病学协会均建议在出现症状后的8～10年开始结肠镜筛查。每次筛查均应对结肠黏膜进行高质量的可视化检查，每隔10厘米从结肠中随机选取四象限活检，总共至少33次活检。此外，对可见的或息肉样病变应单独检查。在初次筛查后，对于不合并PSC的患者应该每1～3年进行复查，对于合并PSC的患者应该每年复查。除硬化性胆管炎患者外，指南并未就因其他危险因素改变筛查间隔提供明确的建议。大多数筛查项目都使用标准或高清白光内镜检查。但是，一些研究表明，使用染色内镜检查具有更高的敏感性。在Rutter等人的一项研究中，染色内镜检查发现了157处有针对性活检标本中有7处不典型增生病变，而2904例无针对性活检标本中未发现不典型增生病变[14]。因此，有针对性的活检也是一种公认的筛选策略。

不典型增生的处理

IBD患者不典型增生处理的主要原则是，进展为结直肠癌的可能性更高，以及因不典型增生而切除的结肠中的癌变频率较高。不典型增生可能是单灶性或多灶性的，可以是结肠镜下不可见的（扁平不典型增生）或可见的（隆起型病变）。对于小息肉样病变，结肠镜下可见的不典型增生能够被切除。黏膜切除术可能适用于较大但边界清楚的病变，尽管扁平的内镜下可见的病变可能与结肠癌的发生率更高有关（回顾性队列研究为38%～83%）[13]。

　　不典型增生的处理取决于不典型增生的程度和类型。腺瘤样病变可以通过内镜下息肉切除术治疗，无论不典型增生的程度如何，以及周围黏膜或结肠其他部位有无不典型增生，都可以通过保守的方式进行处理，无需升级监测。在这种情况下，后续不典型增生或癌症的发生率很低[13]。相比之下，单灶或多灶性高级别扁平不典型增生通常行结肠切除术，因为在42% ～ 67%的病例中同时合并存在结肠癌，否则这些患者在随访时仍然处于患癌的高风险中。相反，由于文献报道的进展率（0 ～ 54%）不同，LGD的处理较为棘手。在Ullman等人进行的一项小型研究中，1/3的LGD患者在5年时病变进展[15]。Zisman等人发现4年时进展率仅为19%[16]，Pekow等人发现每100病人年的进展风险仅为4.3[17]。相比之下，在较早的46例作为晚期病变因扁平低级别不典型增生而接受结肠切除术的患者中，24%发现进展期肿瘤，在5年时53%进展[18]。经另一位病理学家确认后，多灶LGD通常推荐行全结直肠切除术。尽管手术是单灶LGD可接受的治疗选择，可以通过在第3 ～ 6个月重复结肠镜检查，然后每6个月复查1次，直到至少2次复查未发现不典型增生来处理。在这类患者中，染色内镜价值更大。

　　化学预防

　　评估IBD患者中药物预防疗效的前瞻性数据有限。荟萃分析[21]中总结的初始病例对照[19]和队列研究[20]表明，氨基水杨酸制剂对IBD结肠癌风险具有保护作用。但是，最近的基于人群的研究未能发现这种保护作用[22, 23]。一项较早的研究还表明，用于UC和PSC患者的熊去氧胆酸（UDCA）与较低的结直肠癌风险相关（相对危险度0.26，95%CI 0.06 ～ 0.92）[24, 25]。相反，在最近的一项研究中，高剂量的UDCA 28 ～ 30mg/kg与UC患者结直肠癌风险增加相关[26]。因此，常规使用氨基水杨酸制剂或UDCA作为化学预防剂似乎没有必要。

克罗恩病的并发症

纤维狭窄和狭窄

　　诊断后20年内，有18%的CD患者会出现纤维狭窄或狭窄。最常见的受累部位是末段回肠（图13.2）。患者通常在进食30患者通分钟后出现腹痛、肠蠕动减少或腹胀。对药物治疗有反应的狭窄可能是炎症性狭窄。由纤维化狭窄引起的梗阻，通常对全身治疗无反应，需要内镜或手术治疗。所有患有严重狭窄的患者均应采用低渣饮食，并建议避免摄入不易消化的食物，包括未加工的水果、蔬菜、坚果、种子和玉米。严重纤维狭窄的明确治疗方法是手术，包括切除术或在可能的情况下进行保留肠道手术，如狭窄成形术。内镜下球囊扩张术对累及回肠的短狭窄或吻合口狭窄有效[27]。有限的文献支持内镜下扩张原发性CD狭窄。病灶内激素[28]和英夫利昔单抗[29]注射短期内成功，但仅有有限的数据来支持它们作为持久性干预措施。

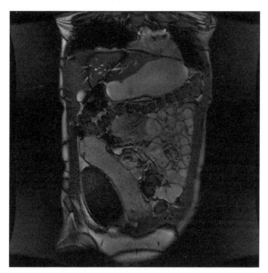

图13.2　克罗恩病患者MRE提示末段回肠狭窄与高度小肠梗阻

脓肿

由于CD炎症的透壁性，在一半以上的患者中，某些时刻会出现脓肿。这些脓肿可能发生在腹腔内，最常见于回肠附近。腰背痛或沿大腿向下放射的疼痛可能提示腰大肌脓肿。腹腔内脓肿的患者可能会单独表现为腹痛，或伴有全身特征，如发热或寒战。在接受免疫抑制治疗的患者中，尤其是使用糖皮质激素，系统症状可能被掩盖。如果脓肿腔被蜂窝织炎封闭，系统性症状或腹膜炎体征可能不明显。实验室评估发现白细胞计数升高，炎症指标明显升高。诊断脓肿需要腹盆CT扫描，同时进行经口和静脉造影。尽管CT扫描具有可以引导经皮引流操作的优势，磁共振成像（MRI）也能够帮助扫描脓肿。

腹腔内脓肿治疗的第一步是引流，通常在超声或CT引导下进行（图13.3）。

可能需要放置引流管数周，定期冲洗脓腔，有时需要溶解粘连避免导致分隔。应用抗生素2～4周，环丙沙星和甲硝唑是很好的初始选择。脓肿腔或血液中微生物培养可以指导进一步调整抗生素方案。在未引流脓肿的情况下，应避免使用糖皮质激素或升级生物制剂，尽管已经接受此类疗法的患者可能需要继续治疗方案。

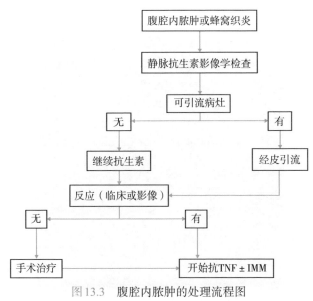

图13.3　腹腔内脓肿的处理流程图

Anti-TNF，抗TNFα单抗；IMM，免疫调节剂。

传统上，早期手术干预切除病变部分是治疗腹腔内脓肿的一种选择。但是，新数据表明，早期介入引流、抗生素和持续药物治疗可能会延迟或避免手术。在一组95例腹腔脓肿患者中，接受手术患者的中位住院时间为15.5天，而未接受手术患者的中位住院时间为5天[30]。两组脓肿复发的概率相似（分别为31%和20%），开始抗肿瘤坏死因子（TNF-α单抗）治疗与脓肿复发风险降低相关。在最初接受非手术治疗的55名患者中，只有12名最终需要手术治疗。这以及其他最新文献表明，经皮穿刺引流、抗生素以及后续有效的药物治疗可能使部分CD患者免于手术[30]。炎性蜂窝织炎的患者可能会从抗生素和同时使用激素中获益，以治疗相关的腔内炎症。这类患者通常需要手术，但是抗生素和抗TNF-α单抗可以安全有效地治疗一部分患者。在13例这样的患者中，开始使用抗TNF-α单抗治疗后超过一年，只有2例最终需要手术[31]。

痿管型克罗恩病

35%的CD患者发生肛周痿或肠皮痿[32]。在明尼苏达州奥尔姆斯特德县的一项基于人群的研究中，诊断后10年和20年任何痿管的累积风险分别为33%和50%。大部分痿管是肛周痿（51%），一小部分是直肠阴道痿（9%），其余的是腹腔内痿或肠皮痿[32]。大多数有痿管的患者需要手术，1/3的患者会复发[32]。痿可以由透壁炎症导致，侵及邻近器官或肠袢，或继发于远端狭窄，导致近端肠管扩张并随后形成痿管。某些痿管可能是无症状的（例如肠内痿），也可能引起症状，主要取决于受累部位。肛周痿通常表现为痿管疼痛、脓肿形成或肛周部位流液。胃结肠或小肠乙状结肠痿可能表现为腹泻。小肠膀胱痿可以表现为反复尿路感染、多种微生物尿路感染、尿中含有气体或粪便。直肠阴道痿表现为经阴道排出粪便或黏液。

肛痿按其与肛门内外括约肌的关系以及与括约肌间平面的关系进行分类，这对治疗有重要意义。根据它们与肛门外括约肌的关系，可分为：①括约肌内；②跨括约肌；③括约肌上；④括约肌外；⑤浅表性肛痿（图13.4）。浅表性肛痿位于肛门内外括约肌复合体的外部；括约肌内痿横穿内外括约肌复合体；括约肌上痿通过耻骨直肠肌上方进入直肠；跨括约肌痿横穿肛门外括约肌。另一种分类系统将痿管分为简单的或复杂的。简单痿管有一个单一的外部开口，没有相关的脓

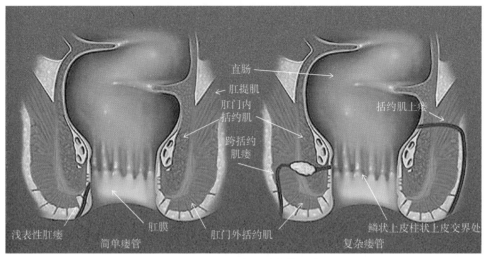

图13.4 克罗恩病肛周痿管的种类

改编自 Schwartz and Maltz 2009[43]。已获得 Elsevier 许可。

肿，并且在低位直肠肛管开始。相反，复杂的瘘管伴有脓肿，开始于高位直肠肛管处，有多个开口，或者可能和诸如阴道的邻近结构相连[33]。

有几种方法可用于诊断肛周瘘管及相关并发症。传统上，第一步包括麻醉下的检查（EUA）。如图所示[34]，它可以识别所有瘘管、引流脓肿、切除瘘管或放置挂线。CT扫描有时有助于诊断盆腔脓肿和与瘘管有关的穿透性并发症，但由于分辨率不足，通常对肛周疾病诊断的准确性较差。超声内镜检查（EUS）和MRI对肛周CD可能更有效。在EUS上，瘘管被视作具有高回声性的低回声结构，在瘘管内有气体。脓肿被视为肛周区域的低回声团块。EUS在诊断肛周CD方面优于CT扫描，但依赖操作者的经验。专用的骨盆MRI在确定肛周瘘管疾病方面也非常准确[35]（图13.5）。机构偏好和经验通常决定对肛周疾病进行初始评估的方式选择。

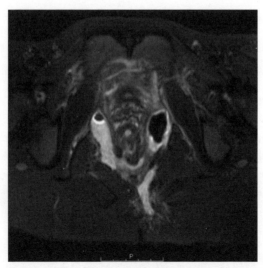

图13.5　轴位T2压脂相提示跨括约肌瘘合并马蹄样脓肿，另一个脓肿向后延伸累及左侧坐骨肛门窝

瘘管的治疗取决于三个因素：瘘管的类型、瘘管相关脓肿的存在以及伴发的腔内炎症性疾病。抗生素在肛周CD的治疗中非常有效，尤其是在出现肛周脓毒症和脓肿时。最常见的初始抗生素选择是环丙沙星和甲硝唑。浅表脓肿可以通过将其浸入温水或坐浴进行治疗，以促进引流。如果怀疑脓肿较深或难治，应进行影像学检查。盆腔或直肠周围深部脓肿可能需要抗生素治疗联合介入或手术引流。治疗急性肛周脓毒症后，患者应开始使用巯基嘌呤或生物制剂。在一项小规

模的前瞻性试验中，纳入了52位接受抗生素治疗的患者，其中一部分患者开始使用硫唑嘌呤治疗，接受硫唑嘌呤治疗的患者中48%有效，而未进行免疫抑制治疗患者的有效率为15%[36]。在一项较长期的研究中，使用硫唑嘌呤治疗三年维持无肛周并发症的概率为0.47[37]。

在Present等人的一项试验中，在第0、2和6周时给予5mg/kg负荷剂量的英夫利昔单抗使68%的患者引流瘘管数目减少了50%[38]。在有应答的患者中，与安慰剂（14周）相比，持续维持治疗的患者出现失应答的时间更晚（40周），并且有更大比例的患者完全没有出现引流瘘管（36% vs 19%）。CHARM试验的亚组分析显示，阿达木单抗在治疗肛周瘘管方面也有效。使用阿达木单抗治疗的患者中有33%的患者瘘管愈合，而使用安慰剂治疗的患者中有13%的患者瘘管愈合。进一步的随访显示，在2年内瘘管闭合可维持60%。尽管对PRECISE 2数据的分析表明疗效相似，有关聚乙二醇赛妥珠单抗对肛周瘘管疗效的数据较少。与单纯药物治疗相比，药物和外科手术联合治疗具有更高的应答率和更低的复发率。在一项对32例肛周CD患者的回顾性研究中，与单独使用英夫利昔单抗治疗组相比，在英夫利昔单抗治疗之前进行EUA的患者的初始反应较好（100%）、复发率更低（44%）（前者初始应答率为83%，复发率为79%）[39]。采用MRI或EUS进行系列成像以评估瘘管治疗反应可能有助于指导升级治疗[40, 41]。

25% ～ 71%的肛周CD患者需要手术。手术范围包括EUA、放置挂线、引流脓肿、瘘管切开术、瘘管堵塞、进展标记、临时或永久性粪便改道以及直肠切除术。外科治疗的目标是消除活动性疾病、引流形成间隔的肛周脓毒症、并在保持括约肌功能的同时防止复发。最常见的治疗方法是EUA和放置挂线，将缝合线或圈穿过瘘管绑在肛管外，以便在炎症消退时持续引流。无症状的肠内瘘不需要调整药物治疗，仅需要适当地升阶梯控制肠道病变。有症状的瘘管，肠皮瘘或累及其他器官的瘘管可能需要完全肠道休息和全肠外营养。术后瘘管是一个具有挑战性的难题，因为在某些患者中，很难确定瘘管是由于术后泄漏或CD复发所致。如果术后很快出现，并且出现在吻合部位，那么原因可能是前者。营养状况不良、使用糖皮质激素以及由于活动性炎症引起的广泛的与周围肠袢粘连的管腔炎症增加术后泄漏的风险。通常，这种泄漏需要外科手术处理，尽管有传闻报道在可见的情况下试图在内镜下闭合瘘管。手术几个月后在吻合部位发生的瘘管应及时进行复发性CD评估。直肠阴道瘘和内瘘的应答率较低，这种瘘管通常需要手术治疗，通常涉及切除受累肠段并修复邻近器官（例如膀胱），以及暂时或永久性粪便改道。尽管暂时改道可能有助于"冷却"疾病，但造口回纳时瘘管复发很常见。

小肠癌

小肠CD与小肠腺癌的发病风险增加相关，发病8年后，发病率为每1000人年0.46，与普通人群相比，发病率增加30～40倍。小肠腺癌的总体风险约为结肠CD中结肠癌风险的30%[42]。不建议使用横断面成像或胶囊内镜对小肠癌进行常规筛查。

病例思考题

1. Maria是一位32岁的女性，有便秘和直肠出血的症状。结肠镜检查提示直肠黏膜红斑和颗粒状充血，但其他部位是正常的，包括正常的末段回肠。活检提示直肠慢性活动性炎症，近端没有结肠炎的征象。关于Maria的疾病以下哪项陈述是正确的？

   A. Maria的两个孩子应该在30岁时接受结肠镜检查，以筛查溃疡性结肠炎

   B. Maria应该从诊断后的15年开始并随后每年监测结肠癌

   C. Maria应该从50岁开始进行结肠镜检查，并每5～10年进行1次

   D. 应每年采用粪便潜血试验以筛查结直肠癌

2. 关于炎症性肠病患者的艰难梭菌感染，以下哪项陈述是正确的？

   A. 由于艰难梭菌感染，IBD患者感染和不良后果的风险均增加

   B. 几乎所有艰难梭菌感染的IBD患者中都可以见到假膜

   C. 在近期使用抗生素的情况下，大多数IBD患者感染艰难梭菌

   D. 有J型储袋的患者因为没有结肠而没有艰难梭菌感染的风险

3. 以下哪些药物在肛周克罗恩病的治疗中无效？

   A. 系统性糖皮质激素

   B. 抗生素

   C. 硫唑嘌呤

   D. 抗TNF-α单抗生物制剂

4. Marjorie是一位48岁的女性长期CD患者，累及结肠。她目前使用硫唑嘌呤150mg每天1次治疗。最近3个月来，她发现阴道内有粪便流出。以下哪项陈述是正确的？

   A. 建立诊断的最佳方法是结肠镜

检查

B. 腹部和盆腔CT对诊断具有很高的敏感性和特异性

C. 应当对盆腔进行MRI检查，以确定是否存在瘘管

D. 尿液分析很可能提示多种微生物菌尿

5. 您通过盆腔MRI扫描发现存在直肠阴道瘘。下列哪种说法是正确的？

A. 对英夫利昔单抗的应答可能与肛周瘘管类似

B. Marjorie可能需要结肠改道来达到控制目的

C. 内镜治疗通常能成功闭合直肠阴道瘘，应作为一线治疗

D. 美沙拉嗪应作为直肠阴道瘘的一线治疗

参考文献

1. Ananthakrishnan，A. N.，Issa，M.，and Binion，D. G.（2010）Clostridium difficile and inflammatory bowel disease. *Medical Clinics of North America*，**94**（1），135−153.

2. Ananthakrishnan,A. N.,McGinley,E. L.,and Binion，D. G.（2008）Excess hospitalisation burden associated with *Clostridium difficile* in patients with inflammatory bowel disease. *Gut*，**57**（2），205−210.

3. Ananthakrishnan，A. N.，Issa，M.，and Binion，D. G.（2009）*Clostridium difficile* and inflammatory bowel disease. *Gastroenterology Clinics of North America*，**38**（4），711−728.

4. Kandiel，A. and Lashner，B.（2006）Cytomegalovirus colitis complicating inflammatory bowel disease. *American Journal of Gastroenterology*，**101**（12），2857−2865.

5. Lawlor，G. and Moss，A. C.（2010）Cytomegalovirus in inflammatory bowel disease：pathogen or innocent bystander? *Inflammatory Bowel Diseases*，**16**（9），1620−1627.

6. Eaden，J. A.，Abrams，K. R.，and Mayberry，J. F.（2001）The risk of colorectal cancer in ulcerative colitis：a meta-analysis. *Gut*，**48**（4），526−535.

7. Beaugerie，L.，Svrcek，M.，Seksik，P.，*et al*.（2013）Risk of colorectal high-grade dysplasia and cancer in a prospective observational cohort of patients with inflammatory bowel disease. *Gastroenterology*,**145**（1），166−175. e8.

8. Jess，T.，Simonsen，J.，Jorgensen，K. T.，*et al*.（2012）Decreasing risk of colorectal cancer in patients with inflammatory bowel disease over 30 years. *Gastroenterology*，**143**（2），375−381. e1；quiz，e13−14.

9. Jess，T.，Rungoe，C.，and Peyrin-Biroulet，L.（2012）Risk of colorectal cancer in patients with ulcerative colitis：a meta-analysis of population-based cohort studies. *Clinical Gastroenterology and Hepatology*，**10**（6），639−645.

10. Friedman, S. , Rubin, P. H. , Bodian, C. , et al. (2001) Screening and surveillance colonoscopy in chronic Crohn's colitis. *Gastroenterology*, **120** (4), 820−826.

11. Rubin, D. T. , Huo, D. , Kinnucan, J. A. , et al. (2013) Inflammation is an independent risk factor for colonic neoplasia in patients with ulcerative colitis: a case-control study. *Clinical Gastroenterology and Hepatology*, **11** (12), 1601−1608. e1−4.

12. Gupta, R. B. , Harpaz, N. , Itzkowitz, S. , et al. (2007) Histologic inflammation is a risk factor for progression to colorectal neoplasia in ulcerative colitis: a cohort study. *Gastroenterology*, **133** (4), 1099−1105; quiz, 340−341.

13. Farraye, F. A. , Odze, R. D. , Eaden, J. , and Itzkowitz, S. H. (2010) AGA technical review on the diagnosis and management of colorectal neoplasia in inflammatory bowel disease. *Gastroenterology*, **138** (2), 746−774. e4; quiz e12−13.

14. Rutter, M. D. , Saunders, B. P. , Schofield, G. , et al. (2004) Pancolonic indigo carmine dye spraying for the detection of dysplasia in ulcerative colitis. *Gut*, **53** (2), 256−260.

15. Ullman, T. A. , Loftus, E. V. , Jr. , Kakar, S. , et al. (2002) The fate of low grade dysplasia in ulcerative colitis. *American Journal of Gastroenterology*, **97** (4), 922−927.

16. Zisman, T. L. , Bronner, M. P. , Rulyak, S. , et al. (2012) Prospective study of the progression of low-grade dysplasia in ulcerative colitis using current cancer surveillance guidelines. *Inflammatory Bowel Diseases*, **18** (12), 2240−2246.

17. Pekow, J. R. , Hetzel, J. T. , Rothe, J. A. , et al. (2010) Outcome after surveillance of low-grade and indefinite dysplasia in patients with ulcerative colitis. *Inflammatory Bowel Diseases*, **16** (8), 1352−1356.

18. Ullman, T. , Croog, V. , Harpaz, N. , et al. (2003) Progression of flat low-grade dysplasia to advanced neoplasia in patients with ulcerative colitis. *Gastroenterology*, **125** (5), 1311−1319.

19. Rubin, D. T. , LoSavio, A. , Yadron, N. , et al. (2006) Aminosalicylate therapy in the prevention of dysplasia and colorectal cancer in ulcerative colitis. *Clinical Gastroenterology and Hepatology*, **4** (11), 1346−1350.

20. van Staa, T. P. , Card, T. , Logan, R. F. , and Leufkens, H. G. (2005) 5-Aminosalicylate use and colorectal cancer risk in inflammatory bowel disease: a large epidemiological study. *Gut*, **54** (11), 1573−1578.

21. Velayos, F. S. , Terdiman, J. P. , and Walsh, J. M. (2005) Effect of 5-aminosalicylate use on colorectal cancer and dysplasia risk: a systematic review and metaanalysis of observational studies. *American Journal of Gastroenterology*, **100** (6), 1345−1353.

22. Bernstein, C. N. , Nugent, Z. , and Blanchard, J. F. (2011) 5-Aminosalicylate is not chemoprophylactic for colorectal cancer in IBD: a population based study. *American Journal of Gastroenterology*, **106** (4), 731−736.

23. Nguyen, G. C. , Gulamhusein, A. , and Bernstein, C. N. (2012) 5-Ami-

nosalicylic acid is not protective against colorectal cancer in inflammatory bowel disease: a meta-analysis of non-referral populations. *American Journal of Gastroenterology*, **107** (9), 1298–1304; quiz, 1297, 1305.

24. Pardi, D. S., Loftus, E. V., Jr., Kremers, W. K., *et al.* (2003) Ursodeoxycholic acid as a chemopreventive agent in patients with ulcerative colitis and primary sclerosing cholangitis. *Gastroenterology*, **124** (4), 889–893.

25. Singh, S., Khanna, S., Pardi, D. S., *et al.* (2013) Effect of ursodeoxycholic acid use on the risk of colorectal neoplasia in patients with primary sclerosing cholangitis and inflammatory bowel disease: a systematic review and meta-analysis. *Inflammatory Bowel Diseases*, **19** (8), 1631–1638.

26. Eaton, J. E., Silveira, M. G., Pardi, D. S., *et al.* (2011) High-dose ursodeoxycholic acid is associated with the development of colorectal neoplasia in patients with ulcerative colitis and primary sclerosing cholangitis. *American Journal of Gastroenterology*, **106** (9), 1638–1645.

27. Wibmer, A. G., Kroesen, A. J., Grone, J., *et al.* (2010) Comparison of strictureplasty and endoscopic balloon dilatation for stricturing Crohn's disease-review of the literature. *International Journal of Colorectal Disease*, **25** (10), 1149–1157.

28. Di Nardo, G., Oliva, S., Passariello, M., *et al.* (2010) Intralesional steroid injection after endoscopic balloon dilation in pediatric Crohn's disease with stricture:

a prospective, randomized, double-blind, controlled trial. *Gastrointestinal Endoscopy*, **72** (6), 1201–1208.

29. Swaminath, A. and Lichtiger, S. (2008) Dilation of colonic strictures by intralesional injection of infliximab in patients with Crohn's colitis. *Inflammatory Bowel Diseases*, **14** (2), 213–216.

30. Nguyen, D. L., Sandborn, W. J., Loftus, E. V., Jr., *et al.* (2012) Similar outcomes of surgical and medical treatment of intra-abdominal abscesses in patients with Crohn's disease. *Clinical Gastroenterology and Hepatology*, **10** (4), 400–404.

31. Cullen, G., Vaughn, B., Ahmed, A., *et al.* (2012) Abdominal phlegmons in Crohn's disease: outcomes following anti-tumor necrosis factor therapy. *Inflammatory Bowel Diseases*, **18** (4), 691–696.

32. Schwartz, D. A., Loftus, E. V., Jr., Tremaine, W. J., *et al.* (2002) The natural history of fistulizing Crohn's disease in Olmsted County, Minnesota. *Gastroenterology*, **122** (4), 875–880.

33. Sandborn, W. J., Fazio, V. W., Feagan, B. G., and Hanauer, S. B. (2003) AGA technical review on perianal Crohn's disease. *Gastroenterology*, **125** (5), 1508–1530.

34. Wise, P. E. and Schwartz, D. A. (2012) The evaluation and treatment of Crohn perianal fistulae: EUA, EUS, MRI, and other imaging modalities. *Gastroenterology Clinics of North America*, **41** (2), 379–391.

35. Schwartz, D. A., Wiersema, M. J., Dudiak, K. M., *et al.* (2001) A com-

parison of endoscopic ultrasound，magnetic resonance imaging，and exam under anesthesia for evaluation of Crohn's perianal fistulas．*Gastroenterology*，**121**（5），1064－1072．

36. Dejaco，C．，Harrer，M．，Waldhoer，T．，*et al*．（2003）Antibiotics and azathioprine for the treatment of perianal fistulas in Crohn's disease．*Alimentary Pharmacology & Therapeutics*，**18**（11 ～ 12），1113－1120．

37. Lecomte，T．，Contou，J．F．，Beaugerie，L．，*et al*．（2003）Predictive factors of response of perianal Crohn's disease to azathioprine or 6-mercaptopurine．*Diseases of the Colon and Rectum*，**46**（11），1469－1475．

38. Present，D．H．，Rutgeerts，P．，Targan，S．，*et al*．（1999）Infliximab for the treatment of fistulas in patients with Crohn's disease．*New England Journal of Medicine*，**340**（18），1398－1405．

39. Regueiro，M．and Mardini，H．（2003）Treatment of perianal fistulizing Crohn's disease with infliximab alone or as an adjunct to exam under anesthesia with seton placement．*Inflammatory Bowel Diseases*，**9**（2），98－103．

40. Spradlin，N．M．，Wise，P．E．，Herline，A．J．，*et al*．（2008）A randomized prospective trial of endoscopic ultrasound to guide combination medical and surgical treatment for Crohn's perianal fistulas．*American Journal of Gastroenterology*，**103**（10），2527－2535．

41. Ng，S．C．，Plamondon，S．，Gupta，A．，*et al*．（2009）Prospective evaluation of anti-tumor necrosis factor therapy guided by magnetic resonance imaging for Crohn's perineal fistulas．*American Journal of Gastroenterology*，**104**（12），2973－2986．

42. Elriz，K．，Carrat，F．，Carbonnel，F，*et al*．（2013）Incidence，presentation，and prognosis of small bowel adenocarcinoma in patients with small bowel Crohn's disease：a prospective observational study．*Inflammatory Bowel Diseases*，**19**（9），1823－1826．

43. Schwartz，D．A．and Maltz，B．E．（2009）Treatment of fistulizing inflammatory bowel disease．*Gastroenterology Clinics of North America*，**38**（4），595－610．

思考题解析

1. 答案：C。没有任何向近端延伸的溃疡性直肠炎患者患结直肠癌的风险并不增加，可以参加合适的没有溃疡性结肠炎的中等风险个体筛查计划。粪便潜血试验在IBD患者中筛查结肠直肠癌无效。也没有证据支持对无症状的家庭成员进行潜在IBD筛查。

2. 答案：A。IBD患者艰难梭菌感染风险增加，并因此死亡率增加了四倍。与没有IBD的个体相反，在患有IBD的个体中很少见到假膜，特别是在免疫抑制的条件下。此外，半数以上发生艰难梭菌感染的IBD

患者没有其他危险因素，例如抗生素使用或近期住院治疗。有J型储袋和回肠造口的患者中也有艰难梭菌感染的报道。因此，即使在没有完整结肠的患者中也必须警惕这种感染。

3. 答案：A。系统性糖皮质激素不能有效治疗肛周CD，不能用于治疗这种并发症。抗生素是治疗CD肛周瘘管和脓肿的一线药物。有充分的证据支持从使用硫唑嘌呤或抗TNF-α单抗生物制剂中获益，达到瘘管愈合，尽管前者的作用比后者稍差。

4. 答案：C。盆腔MRI或EUS，基于机构经验和专家进行选择，是将肛周克罗恩病可视化的最佳方法。CT扫描和结肠镜检查发现存在直肠阴道瘘的敏感性较低。直肠阴道瘘通常不伴有肠瘘，Marjorie的尿液分析很可能是正常的。

5. 答案：B。不幸的是，与腔内CD相比，内瘘通常对药物治疗反应较差，且应答率较低。为了控制肛周脓毒症，通常需要临时或永久手术改道。在治疗直肠阴道内瘘方面，内镜治疗尚未被证实一直有效。

（孙颖昊　译　杨　红　校）

第四部分
其他特殊问题

14

炎症性肠病营养问题

临床要点

- 炎症性肠病（IBD）患者常合并营养不良和微量元素缺乏。

- 对于CD患者，疾病和手术均会导致特定微量元素的缺乏。回肠型CD或末端回肠切除术患者更易合并维生素B_{12}缺乏，以及胆盐缺乏所致的脂溶性维生素吸收不良。

- 低维生素D水平可能与疾病严重程度、住院和手术风险增加相关。

- 通过饮食控制达到疾病缓解和减轻症状是患者的强烈诉求。但是目前通过饮食干预治疗IBD的高质量研究很少。要素饮食可用于儿童CD诱导缓解，但效果较激素差。

营养不良和微量元素缺乏

营养不良和微量元素缺乏常见于炎症性肠病（IBD）患者中，主要原因包括以下几个方面：第一，消化道症状可能影响食欲，导致进食量减少。活动期炎症对代谢影响所致的高热量需求，无法通过经口摄入同步增加。炎症、药物治疗的副作用，以及在IBD中常见的抑郁症都会导致厌食症。第二，因潜在炎症或者手术切除史所致的食物不耐受，使饮食受到严格限制，从而引发营养素的缺乏。第三，肠腔炎症会影响营养近端和远端小肠的吸收，从而导致营养不良。瘘管形成的旁路绕过肠段也引起吸收不良。多次肠道切除会导致肠道吸收面积减少。

对于CD患者，疾病和手术均会导致特定微量元素的缺乏（表14.1）。维生素B_{12}主要在远端回肠吸收，因此维生素B_{12}缺乏更常见于回肠型CD患者或末端回肠切除术患者。回肠切除会导致肝肠循环中断，从而引起胆盐吸收不良，进而导致脂溶性维生素的缺乏。对于回肠切除术后患者，胆汁酸吸收不良会导致非活动性炎症的腹泻。可予胆汁酸结合树脂，例如考来烯胺（粉末）、降脂宁或者考来维仑（药片）治疗。但对于广泛回肠切除（＞100cm）的病人，应避免使用胆汁酸结合树脂，因为这类患者腹泻的原因是脂肪吸收不良，而胆汁酸螯合剂可能会加重病情。严重炎症继发的肠道蛋白丢失也会导致锌和镁的缺乏。最后，药物本身也会导致营养素缺乏，以柳氮磺吡啶和甲氨蝶呤所致的叶酸缺乏最为常见。

表14.1 IBD中常见的微量元素缺乏：病因和治疗

微量元素	缺乏病因	推荐日供给量	治疗措施
叶酸	摄入不足，营养不良，药物（甲氨蝶呤、柳氮磺吡啶）	400μg	1mg/d
维生素B$_{12}$	回肠切除，活动期回肠炎	2.4μg	维生素B$_{12}$每日1000μg肌注。部分患者也可选择口服或鼻饲
维生素A	摄入不足，脂肪吸收不良，胆盐缺乏	700μg（女性）900μg（男性）	10 000IU/d 口服或肌注×10d
维生素D	摄入不足，日晒不足	200～400 IU	50 000IU/w×12w；1000～2000IU/d
钙	摄入不足，维生素D缺乏，低镁血症	1000mg	1000～1500mg/d
镁	摄入不足，粪便丢失	420mg（男性）320mg（女性）	5～20mmol/d
铁	慢性失血，铁代谢障碍，摄入不足	8mg（男性，女性＞50岁），18mg（女性＜50岁）	根据铁缺乏量和血红蛋白水平决定静脉补铁量；口服补铁，325mg/d
锌	腹泻丢失，吸收不良	8～11mg	220mg/d
硒	长期全肠外营养	55μg	100μg/d×2～3w

来源：根据Hwang et al.2012[14]改编。经Wolters Kluwer Health授权同意。

铁元素缺乏在IBD的患者中很常见，可能与慢性肠道失血、吸收不良和摄入不足等多种因素相关。虽然动物实验表明口服铁剂可能会导致肠道炎症加重，但临床试验显示CD患者对口服铁剂的反应和耐受均很好[1]。若患者无法耐受口服补铁，尤其是出现明显不适时，可考虑静脉补铁。维生素D缺乏在IBD患者中也较为常见，尤其是CD患者。但其并非单纯与长期疾病相关，研究表明维生素D缺乏亦可见于疾病诊断之前或新近诊断时[2, 3]。此外，低维生素D水平可能与疾病严重程度、住院和手术风险增加相关[4]。补充维生素D可预防CD复发[5]。因此，需重视评估IBD患者是否存在维生素D缺乏，必要时补充至正常水平。

炎症性肠病的饮食治疗

患者对不同饮食的耐受程度存在潜在异质性。大部分内镜下缓解的患者能够耐受正常食物。在肠道活动性炎症，狭窄性病变或者小肠切除术后，患者应避免高膳食纤维、高残留率食物，例如：生的水果和蔬菜、坚果、芹菜和爆米花。IBD患者可合并其他肠道疾病，包括乳糜泻和乳糖不耐受。持续的胃肠症状，尤其对于已经达到内镜下缓解的患者，应当寻找其他病因。

通过饮食控制达到疾病缓解和症状减轻是患者的强烈诉求。但是目前通过饮食干预治疗IBD的高质量研究屈指可数。大部分疗效研究均为个案报道或有选择性的。饮食调查显示了患者可耐受的很多食物，对于部分患者有保护性，而在其他患者中被视为症状复发的诱因[6]。因此对IBD患者最重要的营养学建议是吃可耐受的均衡食物，以避免常规营养元素和微量营养元素的缺乏。

目前研究最广泛的IBD饮食干预措施是要素饮食。要素饮食是指低抗原刺激，且含有氨基酸、单糖、必需脂肪酸、维生素和矿物质的饮食。虽可口服，但由于口感较差，更常采用鼻饲。目前已在CD诱导和维持治疗中开展相关研究。Gorard等比较了22名因复发住院而采用要素饮食的CD患者和20名泼尼松每日0.75mg/kg治疗的患者[7]。两组在疾病活动度减轻和C反应蛋白下降方面相似。但是，要素饮食组6个月后症状持续缓解率较激素组低。要素饮食长期的耐受性较差。多聚合饮食（polymetric diet）耐受性比要素饮食好，且研究表现，在新诊断CD中缓解率可达80%，维持缓解超过15个月[8]。食物n-3脂肪酸推测可通过竞争性抑制前列腺素和白三烯的促炎作用，从而达到抗炎效果。虽然小样本研究认为鱼油对溃疡性结肠炎具有潜在疗效[9, 10]，但大规模的安慰剂对照研究表明，鱼油在CD中未见类似疗效[11]。

CD患者大多不需要长期肠外营养治疗，但多肠段切除或者无法手术的慢性小肠梗阻的患者除外。全肠外营养治疗对于能否改善术前营养状况或减少手术存在争议。全肠外营养治疗并不能减少结肠切除率，对改善术后结局也不明确。GLP-2类似物、丁戊二酰可能对短肠综合征患者有益，包括减轻腹泻、减少肠道能量丢失以及降低肠外营养支持的需求[12]。

病例思考题

1. Satish是一个15岁的男孩，近期被诊断为活动期回结肠型CD。建议使用泼尼松和6-巯基嘌呤治疗，但他担心免疫抑制治疗的副作用。因此，他想寻求替代治疗方案，咨询饮食管理在CD治疗方面的作用。

下列哪个饮食治疗方案是被证明对于缓解CD症状是有效的？

A. 要素饮食

B. 特定碳水化合物饮食

C. 去麦胶饮食

D. 低纤维饮食

2. 下列哪种关于IBD患者贫血治疗的说法是正确的？

A. 贫血复发常见于无法维持血清铁水平，需要静脉补铁治疗的患者

B. 口服铁治疗在CD患者中耐受度好，且是中重度贫血患者的一线治疗

C. CD患者贫血的最主要病因是铁缺乏

D. 贫血在CD和UC患者中同样常见

3. 下列哪种关于IBD患者维生素D缺乏的表述是错误的？

A. 维生素D缺乏由长期肠道炎症所致，新诊断IBD的患者并不存在维生素D缺乏

B. 维生素D缺乏可能在CD诊断之前发生

C. 维生素D水平低可能增加手术和住院风险

D. 补充维生素D能够降低CD患者的复发风险

参考文献

1. Gasche, C., Berstad, A., Befrits, R., et al. (2007) Guidelines on the diagnosis and management of iron deficiency and anemia in inflammatory bowel diseases. *Inflammatory Bowel Diseases*, **13** (12), 1545–1553.

2. Leslie, W. D., Miller, N., Rogala, L., and Bernstein, C. N. (2008) Vitamin D status and bone density in recently diagnosed inflammatory bowel disease: the Manitoba IBD Cohort Study. *American Journal of Gastroenterology*, **103** (6), 1451–1459.

3. Ananthakrishnan, A. N., Khalili, H., Higuchi, L. M., et al. (2012) Higher predicted vitamin D status is associated with reduced risk of Crohn's disease. *Gastroenterology*, **142** (3), 482–489.

4. Ananthakrishnan, A. N., Cagan, A., Gainer, V. S., et al. (2013) Normalization of plasma 25-hydroxy vitamin D is associated with reduced risk of surgery in Crohn's disease. *Inflammatory Bowel Diseases*, **19** (9), 1921–1927.

5. Jorgensen, S. P., Agnholt, J., Glerup, H., et al. (2010) Clinical trial: vitamin D3 treatment in Crohn's disease-a randomized double-blind placebo-controlled study. *Alimentary Pharmacology & Therapeutics*, **32** (3), 377–383.

6. Zallot, C., Quilliot, D., Chevaux, J. B., et al. (2013) Dietary beliefs and behavior among inflammatory bowel disease patients.

Inflammatory Bowel Diseases，**19**（1），66−72.

7. Gorard，D. A.，Hunt，J. B.，Payne-James，J. J.，*et al.*（1993）Initial response and subsequent course of Crohn's disease treated with elemental diet or prednisolone. *Gut*，**34**（9），1198−1202.

8. Day，A. S.，Whitten，K. E.，Lemberg，D. A.，*et al.*（2006）Exclusive enteral feeding as primary therapy for Crohn's disease in Australian children and adolescents：a feasible and effective approach. *Journal of Gastroenterology and Hepatology*，**21**（10），1609−1614.

9. Varnalidis，I.，Ioannidis，O.，Karamanavi，E.，*et al.*（2011）Omega 3 fatty acids supplementation has an ameliorative effect in experimental ulcerative colitis despite increased colonic neutrophil infiltration. *Revista Española de Enfermedades Digestivas*，**103**（10），511−518.

10. Uchiyama，K.，Nakamura，M.，Odahara，S.，*et al.*（2010）N-3 polyunsaturated fatty acid diet therapy for patients with inflammatory bowel disease. *Inflammatory Bowel Diseases*，**16**（10），1696−1707.

11. Feagan，B. G.，Sandborn，W. J.，Mittmann，U.，*et al.*（2008）Omega-3 free fatty acids for the maintenance of remission in Crohn disease：the EPIC Randomized Controlled Trials. *JAMA*，**299**（14），1690−1697.

12. Jeppesen，P. B.，Pertkiewicz，M.，Messing，B.，*et al.*（2012）Teduglutide reduces need for parenteral support among patients with short bowel syndrome with intestinal failure. *Gastroenterology*，**143**（6），1473−1481. e3.

13. Zachos，M.，Tondeur，M.，and Griffiths，A. M.（2007）Enteral nutritional therapy for induction of remission in Crohn's disease. *Cochrane Database of Systematic Reviews*，（1），CD000542.

14. Hwang，C.，Ross，V.，and Mahadevan，U.（2012）Micronutrient deficiencies in inflammatory bowel disease：from A to zinc. *Inflammatory Bowel Diseases*，**18**（10），1961−1981.

思考题解析

1. 答案：A。要素饮食是指低抗原刺激，且含有氨基酸、单糖、必需脂肪酸、维生素和矿物质的饮食。其可口服，但由于口感较差，更常采用鼻饲。随机对照实验显示，该饮食方法对于儿童CD患者的症状缓解有效[13]。尽管个案报道提示特定碳水化合物饮食对部分患者有益，但尚未被临床研究严格论证。去麦胶饮食和低纤维饮食在CD中尚未有前瞻性研究。

2. 答案：A。贫血常见于CD患者，且由多因素所致，包括慢性炎症、慢性失血所致的铁缺乏、营养摄入不足、蛋白质营养不良，和/或维生素B₁₂缺乏。口服治疗耐受差，因此CD患者常需要静脉补铁治疗。需要静脉补铁治疗的患者常需要每月输注，否则会因铁元素缺乏而导致贫血反复。相较于溃疡性结肠炎，贫血在克罗恩病中更常见。

3. 答案：A。维生素D缺乏在IBD患者中很常见，尤其是CD。但其并非单纯与长期疾病相关，研究表明维生素D缺乏亦可见于疾病诊断之前或新近诊断时[2, 3]。此外，低维生素D水平可能与疾病严重程度、住院和手术风险增加相关[4]。补充维生素D可预防CD复发[5]。

（阮戈冲　译　李景南　校）

15
妊娠、受孕和分娩

临床要点

- 克罗恩病（CD）和溃疡性结肠炎（UC）并不会明显影响生育率；但全直肠切除术联合回肠储袋-肛管吻合术（IPAA）的女性，自然妊娠率可能降低。
- 炎症性肠病（IBD）孕妇的疾病复发率与非IBD孕妇类似，并与受孕时的疾病活动度明显相关。受孕时疾病不活动通常在妊娠期可维持缓解。受孕时疾病活动的孕妇，妊娠期疾病缓解、维持不变或恶化各占三分之一。
- IBD病人的孕期不良结局率与非

IBD女性相似或率高。
- 妊娠期禁用甲氨蝶呤，育龄期女性应慎用。其他药物在妊娠期和受孕期的男性女性中均安全。
- 4种抗肿瘤坏死因子（抗TNF-α）药物（英夫利昔单抗、阿达木单抗、赛妥珠单抗和戈里木单抗）均被美国FDA列入妊娠期B级药物，没有数据显示妊娠期应用会导致不良结局增加。
- 阴道分娩对于大部分CD或UC女性是安全的生育方式，除非合并活动期肛周病变。

炎症性肠病（IBD）常会影响育龄期的男性和女性。因此，其诊断和治疗对受孕、妊娠和分娩意义重大。

生育力

不孕是指不采用避孕手段正常性生活1年仍未受孕。早期研究显示女性克罗恩病（CD）患者存在高不孕率，占32%～42%，但其中包含了主动不生育的妇女。近期基于人群的研究估测女性CD患者不孕率在5%～14%，与普通人群接近。近期一项荟萃分析也得出类似结论，CD生育率的下降，17%～44%主要因为主动不生育，而非疾病所致的生理原因[1]。

CD手术治疗可能会导致生育率轻度下降。溃疡性结肠炎（UC）则不同，全结肠切除术和回肠储袋-肛管吻合术（IPAA）可导致自然妊娠率明显下降。一项纳入8个相关研究的荟萃分析显示，接受药物治疗的UC患者不孕率为15%，与普通人群类似，但接受结肠切除IPAA术者，不孕率增加至48%[2]。其中的相关因素包括直肠切除所致的盆腔粘连、储袋的建立和盆腔生育器官的损伤。类似的生育率下降也见于家族性腺瘤性息肉病手术患者[3]。腹腔镜IPAA可能减少对生育的影响。暂时的手段，包括结肠次全切、直肠残端保留、保留回肠造口至分娩结束一般不被患者完全接受，因为不愿长期保留造口，以及可能存在的造口相关并发症、首次术后多年再构建储袋的困难。

IBD对于男性生育力影响的研究更少。近期的一项meta分析显示，男性CD患者生育率下降18%～50%，与女性患者类似，这可能也是因为主动不生育，而非生理性不孕。男性UC患者生育力不受影响[1]。

妊娠对于疾病的影响

IBD孕妇和非孕妇的疾病复发率相似（每年20%～35%），但一些研究显示产后复发率增加[4]。疾病活动度的核心决定因素是受孕时疾病的活动程度[5]。受孕时已临床缓解的孕妇，80%在妊娠期间维持缓解，20%疾病复发[4, 6, 7]。相反，受孕时疾病活动的孕妇，妊娠期疾病缓解、维持不变或恶化各占有三分之一[7]。在一项纳入209名孕妇的欧洲前瞻性队列研究中，妊娠或者产后妇女与未妊娠妇女相比，CD的病程没有区别。相反，患有UC的妊娠妇女复发率增加2倍，产后妇女复发率增加6倍[8]。疾病复发主要发生在早、中孕期。

疾病对于妊娠的影响

IBD患者不良妊娠结局的比例接近或略高于非IBD女性。与未患UC的女性相比，UC女性患者早产比率略有增加［比值比（OR）1.77，95%置信区间（CI）1.54～2.05］，小于胎龄儿比例也有所增加（OR 1.27，95%CI 1.05～1.54）[9]。CD女性患者的中度早产（OR 1.76，95%CI 1.51～2.05）和极早产（OR 1.86，CI 1.38～2.52）风险也有类似增加[10]。IBD女性，尤其是妊娠期间疾病活动者，静脉血栓栓塞风险增加。择期剖宫产的比例增加2倍，急诊剖宫产也有所增加[10, 11]。疾病严重程度、IBD病程或者正在进行的治疗措施并不会影响妊娠结局。[12]

妊娠期产妇用药

现在关于IBD治疗措施下母婴结局的研究日益增长。一般而言，大部分用药（除了甲氨蝶呤和沙利度胺，属于美国FDA列入X级的药物，禁止在妊娠期使用）是安全的，且在受孕和妊娠期耐受良好（表15.1）。

表15.1 **妊娠期和哺乳期用药安全和分级**

药　　物	妊娠期FDA分级	哺乳期使用
5-ASA	B[a]	安全
柳氮磺胺吡啶	B	安全
泼尼松（龙）	C	≤20mg/d时风险低
布地奈德	B	安全
硫唑嘌呤	D	可能安全
甲氨蝶呤	X	禁忌
环孢素	C	禁忌
他克莫司	C	很可能安全
沙利度胺	X	禁忌
英夫利昔单抗	B	很可能安全
阿达木单抗	B	很可能全安
赛妥珠单抗	B	很可能安全
那他珠单抗	C	安全性未知
环丙沙星	C	安全性未知
甲硝唑	B	安全性未知

大部分5-ASAs属于FDA妊娠期B级的药物，但不包括亚沙可（Asacol）和亚沙可缓释片（Asacol HD），因为这些药物涂层中存在邻苯二甲酸二丁酯（phthalate），因此被FDA列为C级。动物试验显示，暴露于显著大于药物涂层剂量的邻苯二甲酸酯，会对雄性胎儿的生殖系统造成潜在不良影响。但目前尚无任何临床研究表明，妊娠期女性暴露于亚沙可或者其他5-ASA药物会出现与邻苯二甲酸酯相关的不良反应。Rahimi等的meta分析纳入了7项研究，共计2000名IBD孕妇，其中642名使用5-ASA制剂，未发现使用5-ASA的女性在先天畸形、死产、自然流产或低体重儿出生率上有增加[13]。之前关于早产风险增加的

研究[14]，局限性在于其无法区分是疾病活动还是药物的影响。柳氮磺胺吡啶与叶酸缺乏相关。因此，尝试妊娠的妇女在服用柳氮磺胺吡啶时需要每日补充叶酸 1 ～ 2mg。

关于妊娠期巯基嘌呤类药物［硫唑嘌呤（AZA）、6- 巯基嘌呤（6-MP）］安全性的数据也非常可靠。早期研究证实妊娠期使用硫唑嘌呤的女性，先天畸形、早产、低体重儿和小于胎龄儿的比例略有增加。但是，更多近期研究并未发现类似结果。一项美国的孕妇前瞻性队列登记研究PIANO，发现使用巯基嘌呤类药物的女性的胎儿不良结局并未增加。法国的CESAME队列研究，纳入了204例孕期使用巯基嘌呤类药物的女性，也未发现婴儿不良结局有明显增加[15]。对这些婴儿中位随访时间4年的长期随访，未发现在母体时曾暴露于巯基嘌呤类药物的儿童在生理和心理健康上有任何异常[16]。

4种抗肿瘤坏死因子（抗TNF-α）药物（英夫利昔单抗、阿达木单抗、赛妥珠单抗和戈里木单抗）均被FDA列入妊娠期B级药物，没有数据显示妊娠期暴露会导致不良结局增加。英夫利昔单抗是一种免疫球蛋白G1（IgG1）抗体，大部分在晚孕期可通过胎盘，一部分转运甚至可发生在中孕期。脐带血研究显示母体使用英夫利昔单抗可在新生儿血清中检测到，但在出生后迅速下降。阿达木单抗也是IgG1抗体，虽然相关妊娠期药代动力学研究数据较少，但其通过胎盘的几率很可能与英夫利昔单抗类似。相反，赛妥珠单抗是一种聚乙二醇化的Fab片段，不含有可介导通过胎盘的Fc段。因此，对于未使用抗TNF-α单抗的妊娠期患者，是初始使用抗TNF-α单抗的优先选择。一项纳入58项孕期使用抗TNF-α单抗研究的系统综述显示，妊娠不良结局或胎儿先天畸形的发生并未增加，同时母亲和新生儿发生感染的风险也未增加[17, 18]。PIANO注册研究显示，联合治疗的女性感染风险略增加，但其他研究，包括近期的系统综述[18]，并未发现类似结果。因此，妊娠期可继续使用抗TNF-α单抗直至中晚孕期，而不会对胎儿造成不良影响，但出生后6个月内避免接种减毒疫苗。

糖皮质激素是FDA妊娠期C级药物，妊娠期可安全使用。早期研究显示，妊娠期接受糖皮质激素治疗的女性，新生儿唇腭裂的风险增加3倍[19]。因此，如有可能早孕期应避免使用糖皮质激素。而其他不良事件发生的风险较低。布地奈德的安全性在小样本病例系列研究中得到证明[20]。孕期使用那他珠单抗、维多珠单抗和环孢素的研究数据有限，但似乎均是安全的。

沙利度胺和甲氨蝶呤为FDA妊娠期X级药物，妊娠期应避免使用。育龄期女性应被告知甲氨蝶呤的致畸风险，受孕前需停药6个月以上。环丙沙星会引起胎儿关节病变，妊娠期应避免使用。甲硝唑会导致唇裂和腭裂的风险增加，妊娠期也应避免使用。青霉素类药物，如阿莫西林是妊娠期的较好选择。

阴道分娩对于大部分CD或UC女性是安全的生育方式，不会增加新发肛周病变或临床相关肛周创伤的风险。对于存在活动期肛周病变的病人，优先选择剖宫产。一些医生建议J型储袋的患者采用剖宫产。

美国儿科学会同意哺乳期可口服5-ASA治疗。理论上来讲，柳氮磺胺吡啶的磺胺基团会导致新生儿高胆红素血症，但在临床实践中并未被证实。乳汁中可能会分泌少量糖皮质激素，但目前并无哺乳期使用的官方推荐。激素使用量在每天20mg以上的女性，建议激素服用时间与哺乳时间间隔4小时以上[21]。有限的研究显示乳汁中也含有极少量的AZA或6-MP，但其少量的分泌并无临床意义，虽然理论上讲巯基嘌呤存在新生儿胰腺炎的风险，但哺乳期妇女可继续使用。英夫利昔单抗、阿达木单抗和戈里木单抗在乳汁中含量很少，不会带来临床影响，不会引起新生儿免疫抑制。但是母体接受生物治疗的胎儿前6个月应避免接种活疫苗。

男方的用药

对男性而言，柳氮磺胺吡啶会影响精子质量，因此建议至少受孕前3个月更换为5-ASA制剂。男方孕前或孕期使用巯基嘌呤类药物未发现不良影响[22]。男方应用甲氨蝶呤并未证实会导致胎儿先天畸形发生[23]，但大部分医生建议受孕前3个月停用甲氨蝶呤。

遗传

IBD父母的一个关注焦点是疾病遗传给子女的风险。家族史是IBD发病的重要因素。但只有10%～20%的IBD患者存在一级亲属受累[24]。若父母一方患IBD，子女患病的风险是普通人群的2～13倍。若父母双方均患IBD，其风险可高达36%。但发生IBD的风险受父母IBD类型、种族等影响。一项527例IBD患者的大型研究显示，CD先证者的亲属发生IBD的风险是5.2%，而UC为1.6%[25]。两者在犹太人中比例均更高（分别为7.8%和4.5%）[25]。（详见第1章和第2章）

病例思考题

1. Amanda是一个27岁女性，患UC 6年。既往美沙拉嗪和硫唑嘌呤治疗无效，目前每8周接受英夫利昔单抗5mg/kg治疗。已获得临床缓解，和她丈夫有怀孕的打算。下面哪一项关于生育和IBD的论述是正确的？

   A. UC病史可能使Amanda受孕率更低

   B. 英夫利昔单抗使用史可能使Amanda受孕率更低

   C. Amanda与健康人的受孕率类似

   D. 由于其后代很可能患UC，Amanda不应该计划妊娠

2. 她9个月后随诊，并告知目前妊娠2月。Amanda妊娠期很可能会经历下述那种情况？

   A. 妊娠期糖尿病

   B. 早产

   C. 轻度先天畸形

   D. 自发流产

3. Amanda妊娠期应接受何种药物治疗？

   A. 立刻停止英夫利昔单抗，监测孕期疾病复发情况，必要时使用糖皮质激素

   B. 停止英夫利昔单抗，更换为阿达木单抗

   C. 妊娠期继续使用英夫利昔单抗

   D. 停止英夫利昔单抗，更换为硫唑嘌呤直至分娩

4. 若本次妊娠后，Amanda需要手术治疗IBD，下列哪项关于后续妊娠的论述是正确的？

   A. J形储袋手术和结肠次全切联合回肠造瘘术对于UC患者的生育影响类似

   B. J形储袋手术对生育的影响大于结肠次全切联合回肠造瘘术

   C. J形储袋手术对生育的影响小于结肠次全切联合回肠造瘘术

参考文献

1. Tavernier, N., Fumery, M., Peyrin-Biroulet, L., *et al.*（2013）Systematic review：fertility in non-surgically treated inflammatory bowel disease. *Alimentary Pharmacology & Therapeutics*, **38**（8），847－853.

2. Waljee, A., Waljee, J., Morris, A. M., and Higgins, P. D.（2006）Threefold increased risk of infertility：a meta-analysis of infertility after ileal pouch anal anastomosis in ulcerative colitis. *Gut*, **55**（11），1575－1580.

3. Rajaratnam, S. G., Eglinton, T. W., Hider, P., and Fearnhead, N. S. (2011) Impact of ileal pouch-anal anastomosis on female fertility meta-analysis and systematic review. *International Journal of Colorectal Disease*, **26** (11), 1365−1374.

4. Nielsen, O. H., Andreasson, B., Bondesen, S., and Jarnum, S. (1983) Pregnancy in ulcerative colitis. *Scandinavian Journal of Gastroenterology*, **18** (6), 735−742.

5. Abhyankar, A., Ham, M., and Moss, A. C. (2013) Meta-analysis: the impact of disease activity at conception on disease activity during pregnancy in patients with inflammatory bowel disease. *Alimentary Pharmacology & Therapeutics*, **38** (5), 460−466.

6. Khosla, R., Willoughby, C. P., and Jewell, D. P. (1984) Crohn's disease and pregnancy. *Gut*, **25** (1), 52−56.

7. Beaulieu, D. B. and Kane, S. (2011) Inflammatory bowel disease in pregnancy. *World Journal of Gastroenterology*, **17** (22), 2696−2701.

8. Pedersen, N., Bortoli, A., Duricova, D., *et al.* (2013) The course of inflammatory bowel disease during pregnancy and postpartum: a prospective European ECCO-EpiCom Study of 209 pregnant women. *Alimentary Pharmacology & Therapeutics*, **38** (5), 501−512.

9. Stephansson, O., Larsson, H., Pedersen, L., *et al.* (2011) Congenital abnormalities and other birth outcomes in children born to women with ulcerative colitis in Denmark and Sweden. *Inflammatory Bowel Diseases*, **17** (3), 795−801.

10. Ng, S. W. and Mahadevan, U. (2013) Management of inflammatory bowel disease in pregnancy. *Expert Review of Clinical Immunology*, **9** (2), 161−173; quiz, 174.

11. Broms, G., Granath, F., Linder, M., *et al.* (2012) Complications from inflammatory bowel disease during pregnancy and delivery. *Clinical Gastroenterology and Hepatology*, **10** (11), 1246−1252.

12. Mahadevan, U., Sandborn, W. J., Li, D. K., *et al.* (2007) Pregnancy outcomes in women with inflammatory bowel disease: a large community-based study from Northern California. *Gastroenterology*, **133** (4), 1106−1112.

13. Rahimi, R., Nikfar, S., Rezaie, A., and Abdollahi, M. (2008) Pregnancy outcome in women with inflammatory bowel disease following exposure to 5-aminosalicylic acid drugs: a meta-analysis. *Reproductive Toxicology* (*Elmsford, NY*), **25** (2), 271−275.

14. Norgard, B., Fonager, K., Pedersen, L., *et al.* (2003) Birth outcome in women exposed to 5-aminosalicylic acid during pregnancy: a Danish cohort study. *Gut*, **52** (2), 243−247.

15. Coelho, J., Beaugerie, L., Colombel, J. F., *et al.* (2011) Pregnancy outcome in patients with inflammatory bowel disease treated with thiopurines: cohort from the CESAME Study. *Gut*, **60** (2), 198−203.

16. de Meij, T. G., Jharap, B., Kneepkens, C. M., *et al.* (2013) Long-term follow-up of children exposed intrauterine to maternal thiopurine therapy during pregnancy in females with inflammatory bowel

disease. *Alimentary Pharmacology & Therapeutics*, **38**（1），38–43.

17. Gisbert, J. P. and Chaparro, M.（2013）Safety of anti-TNF agents during pregnancy and breastfeeding in women with inflammatory bowel disease. *American Journal of Gastroenterology*, **108**（9），1426–1438.

18. Nielsen, O. H., Loftus, E. V., Jr., and Jess, T.（2013）Safety of TNF-α inhibitors during IBD pregnancy：a systematic review. *BMC Medicine*, **11**，174.

19. Park-Wyllie, L., Mazzotta, P., Pastuszak, A., *et al*.（2000）Birth defects after maternal exposure to corticosteroids：prospective cohort study and meta-analysis of epidemiological studies. *Teratology*, **62**（6），385–392.

20. Beaulieu, D. B., Ananthakrishnan, A. N., Issa, M., *et al*.（2009）Budesonide induction and maintenance therapy for Crohn's disease during pregnancy. *Inflammatory Bowel Diseases*, **15**（1），25–28.

21. van der Woude, C. J., Kolacek, S., Dotan, I., *et al*.（2010）European evidenced-based consensus on reproduction in inflammatory bowel disease. *Journal of Crohn's & Colitis*, **4**（5），493–510.

22. Hoeltzenbein, M., Weber-Schoendorfer, C., Borisch, C., *et al*.（2012）Pregnancy outcome after paternal exposure to azathioprine/6-mercaptopurine. *Reproductive Toxicology*（*Elmsford, NY*），**34**（3），364–369.

23. Beghin, D., Cournot, M. P., Vauzelle, C., and Elefant, E.（2011）Paternal exposure to methotrexate and pregnancy outcomes. *Journal of Rheumatology*, **38**（4），628–632.

24. Binder, V. and Orholm, M.（1996）Familial occurrence and inheritance studies in inflammatory bowel disease. *Netherlands Journal of Medicine*, **48**（2），53–56.

25. Yang, H., McElree, C., Roth, M. P., *et al*.（1993）Familial empirical risks for inflammatory bowel disease：differences between Jews and non-Jews. *Gut*, **34**（4），517–524.

思考题解析

1. 答案：C。UC的诊断和药物治疗不会导致生育力下降。虽然她有UC病史，其子女的IBD终生患病风险是5%～10%，其不应作为受孕和妊娠的禁忌。

2. 答案：B。IBD患者孕期不良结局的风险与非IBD女性类似或略高。溃疡性结肠炎女性出现早产（OR 1.77，95%CI 1.54～2.05）和低于胎龄儿（OR 1.27，95%CI 1.05～1.54）略高于UC女性。

3. 答案：C。英夫利昔单抗和阿达木单抗都是IgG1抗体，通过胎盘率相似，因此两者转换无临床获益，而且证据表明这样的转换至少会增加非孕期患者的复发风险。妊娠期积极控制病变，对母体和胎儿均有利，中断治疗或转变为之前无效的药物会增加妊娠期复发风险。妊娠期继续使用英夫利昔单抗不会增加胎儿缺陷、低出生体重或早产的风险，因此可继续使用至中晚孕期。

4. 答案：B。结肠次全切序贯J型储袋手术相比结肠次全切联合回肠造瘘术对UC患者的生育力影响更大。

（阮戈冲　译　李景南　校）

16
儿童和青少年的炎症性肠病

临床要点

- 约15%的溃疡性结肠炎患者和25%～33%的克罗恩病患者在儿童或青少年时期发生。
- 病变范围广在儿童IBD中更常见，包括上消化道受累。
- 儿童IBD的药物治疗与成人IBD类似。但是，需要评估疾病对于生长、发育、教育和人际交往的影响。
- 极早发IBD是一种特殊表型，指出生数月的儿童发病。通常表现为全结肠炎症、肛周受累高发，并且药物治疗无效。大部分患者与白介素-10或白介素-10受体的基因多态性相关，对同种异体干细胞移植有效。

流行病学和临床特征

在过去的几十年里，儿童IBD发生率有所增长[1]。约15%的溃疡性结肠炎（UC）患者和25%～33%的克罗恩病（CD）患者发生在儿童或青少年时期。儿童UC在症状上与成年起病的类似，主要表现为直肠出血和腹泻。儿童CD可有特征性的腹痛和腹泻表现。但也可为生长延迟、体重下降和发育迟缓等隐匿性表现。事实上，生长延迟可见于10%～56%的儿童CD，但在儿童UC仅为0～10%[2]。儿童IBD与成人发病IBD在流行病学上有显著不同。儿童UC（不是CD）男性稍多，但成人中未见相关情况。儿童中CD更多见，CD和UC的比例为2.8:1[3]。儿童CD更多表现为回结肠型或单纯结肠受累，而成人CD多表现为回盲部受累。成人CD病变范围相对固定，与之相反，39%的儿童患者，诊断两年内病变受累范围扩大。儿童CD相比成人CD更容易出现全消化道受累（包括上消化道）。儿童UC（占80%～90%）多表现为全结肠型，而成人UC多表现为直肠型或左半结肠型[3]。肠外表现和骨密度异常在儿童IBD中也更常见。此外，儿童

IBD对于心理健康也影响很大。抑郁和焦虑更多见于儿童IBD中[4]。不能及时地叙述症状常导致无法及时发现和延误诊断。疾病的活动可能影响正常的学习和人际交往。儿童IBD面临的一大挑战是治疗措施的自我管理。关注社会心理问题和维持正常功能是儿童IBD治疗的重要组成部分。

儿童炎症性肠病的治疗

儿童IBD的药物治疗与成人IBD类似。尚无5-氨基水杨酸盐（5-ASA）治疗儿童IBD的随机对照试验（RCTs）。结合5-ASA在成人CD中疗效的meta分析，5-ASA在治疗儿童CD上疗效并不明显。相反，随机临床试验显示，5-ASA在成人UC的诱导和维持缓解中作用显著。因为糖皮质激素会影响骨骺闭合，并且存在骨密度异常，糖皮质激素在儿童IBD中需谨慎使用。RCTs证实了硫嘌呤类药物在维持缓解和激素减量过程中的作用。在一个里程碑的研究中，Markowitz等随机选取了55名新诊断的中重度儿童CD，一组给予6-巯基嘌呤（6-MP）（1.5mg/kg），另一组给予安慰剂和泼尼松每天40mg并规律减量治疗。最终结果显示，6-MP组仅9%复发，而安慰剂组复发率高达47%[5]。其他研究也支持，在儿童CD中早期应用免疫抑制剂可减少糖皮质激素的使用率和住院率[6]。REACH研究评估了英夫利昔单抗治疗中重度儿童CD的有效性和安全性。在完成第0、2、6周5mg/kg的初始诱导治疗后，112名儿童被随机分为每8周或每12周给予英夫利昔单抗两组，共治疗46周。第10周时，88%的患者对英夫利昔单抗有应答，59%的患者达到临床缓解，明显高于英夫利昔单抗的成人临床研究[7]。更长的随访研究证实，67%以上的患者通过输注可维持3年。和成人中观察到的结果类似，儿童CD早期治疗的应答率较晚期治疗更高[8]。IMAgINE 1研究评估了儿童CD使用阿达木单抗的安全性和有效性。192例患者被随机分为每2周40mg（若体重小于40kg，予20mg）或20mg（若体重小于40kg，予10mg）两组。第26周时，三分之一的患者临床缓解，安全性与成人中得到的数据类似[9]。无论是英夫利昔单抗，还是阿达木单抗的儿童临床试验，都未设空白对照。赛妥珠单抗（certolizumab）、戈利木单抗（golimumab）、那他珠单抗（natalizumab）和维多珠单抗（vedolizumab）均尚未在儿童中评估。Hyams等开展了一项评估英夫利昔单抗在UC中疗效的RCT研究[10]。在标准诱导剂量后，73%的儿童UC在8周时有应答；在54周时，每8周维持治疗组的缓解率为38%，每12周维持治疗组为18%，提示儿童UC的英夫利昔单抗维持策略与成人类似。

几项研究评估了肠内营养治疗儿童CD的有效性。Borrelli等开展了一项为期10周的前瞻性开放性试验，比较了多聚合制剂与口服糖皮质激素在37例活动期儿童CD中的疗效。10周时，虽然临床缓解情况类似，但相比激素组，多聚合制剂饮食组的大部分儿童达到黏膜愈合[11]。但是，成人营养治疗临床试验的Cochrane系统评价显示，在诱导缓解方面，糖皮质激素治疗优于营养治疗[12, 13]。在儿童应用单纯要素饮食诱导缓解时，即使仅6～8周耐受性也较差，常需要通过鼻胃管或胃造口实现。

极早发炎症性肠病

极早发IBD是儿童出生几个月发病的IBD特殊表型。其通常表现为全结肠炎症和肛周受累高发，并且药物治疗无效。Glocker等对9例极早发IBD患者进行基因连锁和候选基因测序分析，发现3例为白介素-10受体*IL10RA*和*IL10RB*基因纯和突变[14]。一例患者接受同种异体造血干细胞移植后获得了临床缓解。随后其他更大规模的研究也重复了这一发现，证实同种异体干细胞移植可获得持续临床缓解[15]。

儿童克罗恩病的诊疗过渡

诊疗过渡（transition of care）指有目的、有计划地对存在慢性健康问题的青少年和青年患者由儿科转变为成人诊治。它是儿童IBD诊治过程中的主要时期。鉴于生长发育、父母及家庭成员的支持程度以及对疾病理解不同，IBD患儿是否准备好进行诊疗过渡具有较大的差异性。这是一个非常特殊的时期，很可能出现对治疗不依从和中断随诊。学校的要求或者远离家庭进入大学也可能对这一时期的医疗行为带来消极影响。

成功完成诊疗过渡的障碍可能源于患者、医护人员或者医疗系统基础设施（表16.1）。诊断年龄较早和/或参与医疗决策较少的IBD患者诊疗过渡会遇到更多问题[16]。相对而言，成人IBD的医护人员很少有能力解决成长问题或青少年的特殊医疗需求。医疗系统相关的障碍包括病历资料，包括用药情况转交的不完全。

儿童诊疗团队通常与成人不同，一般很少组建多学科团队或者成立专科中心。此外，与诊断相关的特定检查风险，如放射检查中的射线暴露，或治疗相关的风险，如与免疫抑制剂或巯基嘌呤治疗相关的肝脾T细胞淋巴瘤，可能与青少年或年轻人IBD关系更大。临床实践已经提供了不同的成功过渡模型。过渡阶段的诊疗主要发生在成人诊疗场所，但同时需要儿科胃肠病医生和成人医生的共同参与。而由多学科，尤其是包括营养学家或营养师和心理学家参与的团队，有利于成功过渡。诊疗过渡的时间可长可短，但一般需要2次以上就诊。

表16.1　**影响青少年IBD患者诊疗过渡成功的障碍**

因　素	障　碍
与患者相关的因素	焦虑和抑郁在儿童IBD中更常见
	学校考试、高等教育及求职应聘常会影响治疗的依从性和连贯性
	儿童IBD对疾病的理解不全面
	儿童IBD对治疗依从性差所带来的后果缺乏了解
	治疗决策中的被动参与以及父母的影响在儿童IBD中更常见
与医护人员相关的因素	成人胃肠病学家在发现和治疗生长延迟和发育迟缓方面培训不足
	无法识别不同疾病表型（在CD中更常见，尤其是全结肠炎）或治疗相关副作用（泼尼松对骺板闭合的影响，巯基嘌呤或联合治疗对肝脾T细胞淋巴瘤的影响）
	检查方案的变化（CT或X射线相关的辐射风险；内镜过程中使用全身麻醉的风险）
与医疗系统相关的因素	缺乏多学科的支持
	成人IBD预约时间更短

病例思考题

1. 下列哪项关于儿童发病IBD的说法是不正确的？
   A. 单纯回肠型CD比CD在儿童患者中更常见
   B. 相较于成人，肠外表现在儿童IBD中更常见
   C. 相较于成人，全结肠型UC在儿童中更常见
   D. 相较于成人，全消化道受累CD在儿童中更常见

2. 以下哪种突变与极早发型IBD相关？

   A. NOD2
   B. ATG16L1
   C. IL23R
   D. IL10R

3. 下列哪种与联合免疫抑制剂治疗相关的副作用，在儿童和青少年克罗恩患者中更易发生？
   A. 肝脾T细胞淋巴瘤
   B. 非黑色素瘤皮肤癌
   C. 抗TNF-α单抗相关银屑病
   D. 肺孢子菌肺炎

参考文献

1. Benchimol, E. I., Fortinsky, K. J., Gozdyra, P., et al. (2011) Epidemiology of pediatric inflammatory bowel disease: a systematic review of international trends. *Inflammatory Bowel Diseases*, **17** (1), 423−439.

2. Abraham, B. P., Mehta, S., and El-Serag, H. B. (2012) Natural history of pediatric-onset inflammatory bowel disease: a systematic review. *Journal of Clinical Gastroenterology*, **46** (7), 581−589.

3. Van Limbergen, J., Russell, R. K., Drummond, H. E., et al. (2008) Definition of phenotypic characteristics of childhood-onset inflammatory bowel disease. *Gastroenterology*, **135** (4), 1114−1122.

4. Loftus, E. V., Jr., Guerin, A., Yu, A. P., et al. (2011) Increased risks of developing anxiety and depression in young patients with Crohn's disease. *American Journal of Gastroenterology*, **106** (9), 1670−1677.

5. Markowitz, J., Grancher, K., Kohn, N., et al. (2000) A multicenter trial of 6-mercaptopurine and prednisone in children with newly diagnosed Crohn's disease. *Gastroenterology*, **119** (4), 895−902.

6. Punati, J., Markowitz, J., Lerer, T., et al. (2008) Effect of early immunomodulator use in moderate to severe pediatric Crohn disease. *Inflammatory Bowel Diseases*, **14** (7), 949−954.

7. Hyams, J., Crandall, W., Kugathasan, S., et al. (2007) Induction and maintenance infliximab therapy for the treatment of moderate-to-severe Crohn's disease in children. *Gastroenterology*, **132** (3), 863−873; quiz, 1165−1166.

8. Kugathasan, S., Werlin, S. L., Martinez, A., et al. (2000) Prolonged duration of response to infliximab in early but not late pediatric Crohn's disease. *American Journal of Gastroenterology*, **95** (11), 3189−3194.

9. Hyams, J. S., Griffiths, A., Markowitz, J., et al. (2012) Safety and efficacy of adalimumab for moderate to severe Crohn's disease in children. *Gastroenterology*, **143** (2), 365−374. e2.

10. Hyams, J., Damaraju, L., Blank, M., et al. (2012) Induction and maintenance therapy with infliximab for children with moderate to severe ulcerative colitis. *Clinical Gastroenterology and Hepatology*, **10** (4), 391−399. e1.

11. Borrelli, O., Cordischi, L., Cirulli, M., et al. (2006) Polymeric diet alone versus corticosteroids in the treatment of active pediatric Crohn's disease: a randomized controlled open-label trial. *Clinical Gastroenterology and Hepatology*, **4** (6), 744−753.

12. Zachos, M., Tondeur, M., and Griffiths, A. M. (2007) Enteral nutritional therapy for induction of remission in Crohn's disease. *Cochrane Database of Systematic Reviews*, (1), CD000542.

13. Akobeng, A. K. and Thomas, A. G. (2007) Enteral nutrition for maintenance of remission in Crohn's disease. *Cochrane Database of Systematic Reviews*, (3),

CD005984.

14. Glocker，E．O．，Kotlarz，D．，Boztug，K．，*et al*．（2009）Inflammatory bowel disease and mutations affecting the interleukin-10 receptor．*New England Journal of Medicine*，**361**（21），2033−2045.

15. Kotlarz，D．，Beier，R．，Murugan，D．，*et al*．（2012）Loss of interleukin-10 signaling and infantile inflammatory bowel disease：implications for diagnosis and therapy．*Gastroenterology*，**143**（2），347−355.

16. Plevinsky，J．M．，Gumidyala，A．P．，and Fishman，L．N．（2015）Transition experience of young adults with inflammatory bowel diseases（IBD）：a mixed methods study．*Child：Care，Health and Development*，**41**（5），755−761.

17. Kotlyar，D．S．，Osterman，M．T．，Diamond，R．H．，*et al*．（2011）A systematic review of factors that contribute to hepatosplenic T-cell lymphoma in patients with inflammatory bowel disease．*Clinical Gastroenterology and Hepatology*，**9**（1），36−41．e1.

思考题解析

1. 答案：A。儿童CD更多表现为回结肠型或单纯结肠受累，而成人CD多表现为单纯回盲部受累。儿童UC（占80%～90%）更多表现为全结肠型，而成人UC多表现为直肠型或左半结肠型[3]。肠外表现和骨密度异常在儿童IBD中也更常见。

2. 答案：D。白介素-10受体突变是极早发IBD（VEOIBD），即6～10岁前患病的儿童的主要原因。特征包括超过80%的个体结肠受累、对标准治疗无效以及骨髓移植有效[14]。

3. 答案：A。肝脾T细胞淋巴瘤是指一种罕见的，致死性的恶性肿瘤，可见于使用硫唑嘌呤单药或联合生物制剂的CD患者。虽然该并发症的整体风险低（约为1：22000），但目前报道的所有病例均为小于35岁的男性。联合治疗的亚组风险为1：3534[17]。

（阮戈冲　译　李景南　校）